Madlen Kaniuth
mit Alice Huth

Dicke Beine trotz Diät

Madlen Kaniuth
mit Alice Huth

Dicke Beine trotz Diät

Mein Leben mit Lipödem

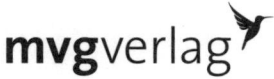

Bibliografische Information der Deutschen Nationalbibliothek:
Die Deutsche Nationalbibliothek verzeichnet diese Publikation in der Deutschen Nationalbibliografie; detaillierte bibliografische Daten sind im Internet über **http://d-nb.de** abrufbar.

Für Fragen und Anregungen:
info@mvg-verlag.de

1. Auflage 2015

© 2015 by mvg Verlag, ein Imprint der Münchner Verlagsgruppe GmbH,
Nymphenburger Straße 86
D-80636 München
Tel.: 089 651285-0
Fax: 089 652096

Redaktion: Dr. Carina Heer
Umschlaggestaltung: Kristin Hoffmann
Umschlagabbildung: © Melanie Nador, www.foto-nador.com
Satz: EDV-Fotosatz Huber/Verlagsservice G. Pfeifer, Germering
Druck: CPI books GmbH, Leck
Printed in Germany

ISBN Print 978-3-86882-567-1
ISBN E-Book (PDF) 978-3-86415-742-4
ISBN E-Book (EPUB, Mobi) 978-3-86415-743-1

Weitere Informationen zum Verlag finden Sie unter

www.mvg-verlag.de

Beachten Sie auch unsere weiteren Verlage unter
www.muenchner-verlagsgruppe.de

Inhalt

Ein Wort vorab

Mit fast vierzig Jahren fing ich ein neues Leben an. Grund war nicht etwa eine neue Liebe, ein neuer Job, ein Tapetenwechsel oder eine Weltreise. Es war eine Diagnose, die mich rettete. Ich erfuhr, dass ich krank war. Meine Erkrankung war bereits fortgeschritten, und mein Zustand würde sich weiter verschlechtern, wenn ich nichts dagegen unternahm.

Sie können sich nicht vorstellen, wie froh mich dieses Wissen machte. Seit Langem litt ich unter Schmerzen und Beschwerden, die ich nicht zu deuten wusste.

Ständige Diäten hatten mich zermürbt, mein Essverhalten war unausgewogen und mein Körper war mir – wenn nicht Feind – ein Fremder geworden.

Jahrzehntelang hatte ich ihn mehr oder weniger erfolgreich bekämpft: sanfte und radikale Diäten, Fastenkuren, alle erdenklichen Trendsportarten, die versprachen, sogenannte Problemstellen anzugreifen: Hypotaxi (Training im Vakuum mit Überdruck), PowerPlate (Muskeltraining auf einer Vibrationsplatte), EMS (Muskeltraining mit Strom)... die Liste ließe sich beinahe beliebig lang fortsetzen.

Ich hatte zig verschiedene Ärzte aufgesucht, darunter einen Hypnosepraktiker, eine Psychologin und eine Heilpraktikerin. Niemand hatte mir helfen können: Meine Arme und Beine wurden immer dicker und unförmiger.

Die Erklärungen, die man mir anbot, waren unterschiedlich, aber sie alle basierten auf ein und derselben Grundannahme: Meine körperliche Deformierung habe ganz allein mit mir zu tun. Mit mangelnder Disziplin. Faulheit. Heißhunger. Einem dunklen Fleck in meiner Kindheit, einem Erlebnis, das sich meiner Erinnerung entzog und mich hässlich machte.

Ich. War. Selbst. Schuld.

Das hatte ich längst verinnerlicht.

Die Diagnose war wie ein Freispruch. Jahrelang hatte ich an mir gezweifelt. Mein Arzt half mir nun, meinen Körper zu verstehen, und nicht nur das, er machte begreiflich, warum ich mich so gequält hatte. Meine Geschichte stand endlich unter den richtigen Vorzeichen. Und ich erfuhr auch, dass ich mit meiner Erkrankung nicht alleine war.

Seit über zwanzig Jahren litt ich an »Lipödem«, einer nur bei Frauen auftretenden, genetisch bedingten Fettverteilungsstörung an Beinen und Armen bei ansonsten häufig wohlproportioniertem Rumpf. Schlanke Taille, aber dicke Oberschenkel, schmerzhafte »Reiterhosen«, Polster im Bereich der Oberschenkelinnenseiten, säulenartig geformte Beine bis zum Knöchel, Fettablagerungen an den Knien. Die Hände und Füße der Betroffenen bleiben schlank und vollkommen unauffällig.

Unabhängig von Diäten, Ernährungs- und Sportprogrammen werden die betroffenen Gliedmaßen immer dicker und unförmiger, Patientinnen leiden unter Spannungsschmerzen, Berührungs- und Wetterempfindlichkeit. Nach langem Sitzen oder Stehen schwellen die Beine an. Überdurchschnittliche Hämatom-Bildung und ein deformiertes Hautbild (Dellen, Lappen- und Wulstbildung) sind weitere Symptome, viele Betroffene kämpfen außerdem mit Folgeschäden wie Knie- und Gelenkproblemen.

Bleibt die Krankheit lange unerkannt, führt der verzweifelte – und vergebliche – Versuch der Betroffenen, ihr Figurproblem in den Griff zu kriegen, nicht selten direkt in die Essstörung.

Noch gibt es keine Studien über die Häufigkeit des Lipödems, aber aktuelle Erhebungen gehen von etwa elf Prozent Betroffenen innerhalb der weiblichen Bevölkerung aus. Diese Zahl entspricht etwa vier bis fünf Millionen erkrankten Frauen in Deutschland.

Lipödem ist heute eine von Ärzten noch oft verkannte Erkrankung. Patientinnen werden in vielen Praxen nicht ernst genommen, sie werden als bewegungsmüde, undiszipliniert, labil, essgestört oder gar adipös angesehen und falsch oder überhaupt nicht behandelt. Das Unverständnis der Umwelt und der permanente, aussichtslose Kampf gegen das überschüssige Fett belasten die Psyche und das Körpergefühl der Betroffenen. Alles gerät aus dem Gleichgewicht.

Im Volksmund hat die Krankheit, unter der viele Mädchen und Frauen leiden, ohne es zu wissen, einen unschönen Namen: Elefantenbeine. Ich habe von Betroffenen gehört, die diesen Begriff weit von sich weisen, sie empfinden ihn als zusätzliche Diskriminierung und wehren sich gegen die Namensverwandtschaft mit der Krankheit »Elephantiasis« (auch »Elephantitis«), die vor allem in tropischen Regionen infolge einer Infektion auftritt. Auch die Assoziation mit David Lynchs berühmtem Filmdrama »Der Elefantenmensch« mit John Hurt in der Rolle des von einer Krankheit entstellten und stigmatisierten John Merrick erscheint vielen unpassend.

Ich sehe das anders. Für mich drückt das Wort in all seiner Drastik und Bildlichkeit aus, worum es bei dieser Krankheit geht: um etwas Hässliches, Grobes und Schmerzhaftes. Eine Krankheit,

die monströse Formen annehmen kann und die Betroffene stig-
matisiert.

Dieses Buch widme ich allen Frauen, die Ähnliches erlebt haben
wie ich. Ich schreibe es, um aufzuklären und die Krankheit bekannter zu machen. Wenn ich mit meiner Geschichte einem
einzigen jungen Mädchen ersparen kann, was ich durchgemacht
habe, ist mein Ziel erreicht.

I.
Mein Leben vor der Diagnose

Appetit auf das Leben

Ich wurde im mecklenburgischen Waren an der Müritz geboren, ein Kind des Ostens. Mit knapp sechs Wochen kam ich ins Krankenhaus, ich litt an einer seltenen und gefährlichen Form der Gelbsucht. Wochenlag lag ich auf der Säuglingsstation und schrie mir die Seele aus dem Leib. Es war meinen Eltern und Großeltern damals nicht gestattet, mich zu besuchen. Zuwendung gab es nur vom Krankenhauspersonal während der Essenszeiten, während ärztlicher Stippvisiten und unangenehmer Untersuchungen. Mein Großvater, der damals als Maurer auf dem Klinikgelände beschäftigt war, erzählte oft, wie sehr er während dieser Wochen auf der Arbeit litt: Immer wenn er ein Baby schreien hörte, dachte er, ich sei es – und wollte zu mir und durfte nicht.

Als meine Eltern mich nach über einem Monat mit nach Hause nehmen durften, war ich verstummt. Tags und nachts lag ich reglos in der schönen Bastwiege, die meine Mutter geerbt hatte, und gab keinen Mucks von mir. Nur mein Blick verriet Neugier.

Zur Erleichterung meiner Mutter zeigte sich bald mein wahres Temperament: Ungewöhnlich früh sprach ich die ersten Worte und mit zehn Monaten redete ich bereits wie ein Wasserfall in ganzen Sätzen. Ich plapperte, sang, lauschte verzückt dem Gitarrenspiel und den Geschichten meines Vaters, wenn er mich abends ins Bett brachte, und liebte Bewegung. Ich aß auch gerne. Heute denke ich, vielleicht habe ich mir meinen Appetit auf das Leben im Krankenhaus geholt, auf der stillen, sterilen Säuglingsstation im Schwenziner Krankenhaus.

»Ich will« und »Ich werde«

Schon als kleines Mädchen war ich reiselustig, eine Entdeckerin und ein Dickschädel. Im Osten waren Kinderkuren verbreitet. Man schickte Jungen und Mädchen mit Asthma und Neurodermitis nach Jugoslawien und Kinder, denen nichts fehlte, auf prophylaktische Erholungsreisen in die nähere Umgebung. Staatliche Fürsorge wurde in der DDR großgeschrieben, und heute denke ich, man ließ keine Gelegenheit aus, um die künftigen Staatsbürger nach den Idealen der Partei zu formen.

Als Plätze für eine sechswöchige Kur in Glossen bei Bautzen frei wurden, hob ich sofort die Hand. Damals war ich im Kindergartenalter, nicht mal sechs Jahre alt. Ich weiß nicht mehr, was ich mir genau unter einer Kur vorstellte, aber ich erinnere mich, dass ich unbedingt reisen wollte. »Ich will« und »Ich werde« waren in meiner Gedankenwelt ein und dasselbe – und ich ließ nicht locker, bis meine Mutter ihren Widerstand aufgab und mich schweren Herzens zur Kur anmeldete. Ich wollte nicht etwa fort von zu Hause, weil ich mich dort nicht wohlfühlte – im Gegenteil, ich wuchs in einer liebevollen Umgebung auf, sehr behütet und mit vielen Freiheiten. Aber gegen meine Abenteuerlust war einfach kein Kraut gewachsen.

Noch heute erinnere ich mich mit Schrecken an die Wochen in Glossen. Kaum war ich angekommen, nahmen Erzieher mir meine heiß geliebte Babypuppe weg und gaben sie an andere Kinder weiter. Alles Weinen und Betteln half nichts. Meine Puppe hieß »Annemie« und war ein Geschenk meiner Eltern. Als man sie mir aus den Armen riss, setzte augenblicklich das Heimweh ein. Im Laufe der kommenden sechs Wochen würde es sich immer weiter steigern und schier unerträglich werden.

Das Landschulheim – ein ehemaliger Herrensitz mit geräumigen Sälen und langen, hallenden Fluren – lag eine Trabi-Tagesreise von Waren entfernt, und es gab keine Besuchszeiten. Auch Gespräche nach Hause waren untersagt – und ohnehin besaßen meine Eltern kein Telefon. Wir Kinder durften essen, so viel wir wollten, aber die Getränke waren rationiert.

Ich erinnere mich noch an die Momente, wenn die Erzieher uns auf dem Spielplatz oder abends vor dem Zubettgehen unsere Post vorlasen. Mutti, Papa und meine Großeltern schrieben jeden Tag mehrere Postkarten, und kaum hörte ich die erste Zeile, flossen die Tränen. Die anderen Kinder – manche älter, manche weniger eigensinnig als ich – versuchten mich zu trösten.

»Madlen weint ja«, rief eines erschrocken und bekam als Antwort einen Satz zu hören, der mir in die Glieder fuhr.

»Sie weint nicht – das ist nur der Wind, der ihr in die Augen pustet«, erklärte eine Erzieherin, die wir nur »Die böse Herta« nannten, ungerührt.

Auch eine andere Szene ist mir noch lebhaft in Erinnerung. Ich sitze alleine im großen Speisesaal vor meinem halb vollen Teller und stochere mit der Gabel im Gulasch, das eben noch so lecker war. Wer nachholt, muss auch aufessen, heißt es hier, und solange der Teller nicht leer ist, wird nicht aufgestanden. Alle anderen Kinder sind bereits auf ihren Zimmern, es gibt nur mich, das Gulasch und die Blicke der bösen Herta. Der Teebecher ist ausgetrunken und ich habe einen trockenen Mund, aber nachfüllen darf ich nicht.

Ich weiß nicht, wie lange ich so dasaß. Irgendwann übergab ich mich auf den halb leeren Teller – ich tat es absichtlich und gezielt, das gelang mir als kleines Mädchen immer dann, wenn ich

sehr wütend war – und so durfte ich endlich aufstehen, ohne
aufzuessen.

Heute weiß ich, warum man uns nicht so viel trinken ließ, wie
wir wollten. Wer tagsüber und abends wenig trank, musste
nachts nicht auf Toilette, so einfach war das. War das Licht im
Flur und auf den Zimmern gelöscht, war es uns verboten, unsere Betten zu verlassen.

Jeder weiß, dass es sich mit voller Blase nicht gut schlafen lässt.
Einmal, als ich partout keine Ruhe gab, zog mich eine Erzieherin an den Haaren aus dem Bett. Eine Szene, die ich nicht vergessen werde. Gedemütigt zu werden ist ein entsetzliches Gefühl.

Neben solchen Übergriffen vor aller Augen gab es die kleinen,
nicht so offensichtlichen, unter denen ich mindestens ebenso
litt. Jeden Morgen entschied eine Erzieherin oder ein Erzieher,
was wir anzogen. Von den Strümpfen bis zum Pullover blieb
nichts uns Kindern überlassen. Für ein selbstständiges Mädchen, wie ich es war, eine Katastrophe. In Glossen lernte ich,
was es heißt, fremdbestimmt zu sein, eine Erfahrung, auf die
ich heute gut verzichten könnte.

Als ich mit meiner geliebten Annemie im Arm nach Hause kam,
plapperte ich ohne Unterlass. Neu war, dass ich jedes Wort
mehrfach wiederholte, wie eine gesprungene Platte. Es dauerte
Wochen, bis ich mich wieder beruhigt hatte – zurück blieben heißes Glück und Dankbarkeit. Endlich war ich wieder zu Hause.

Meine Mutter erzählt noch heute mit einer Mischung aus Faszi-
nation und Grauen davon, wie ich im Kindergartenalter gegen

ihren Willen nach Glossen zur Kur fuhr. Im Rückblick verrät mir diese Episode viel über das kleine Mädchen, das ich einmal war, und vielleicht sogar über die Frau, die ich heute bin.

Schon immer wollte ich meinen eigenen Weg gehen – und in meiner Jugend glaubte ich, nichts könnte mich aufhalten. Dieser Eigensinn ging mit einer gewissen Einsichtigkeit einher: Wenn ich eine falsche Abzweigung genommen hatte, stand ich auch dafür gerade. Nie hätte ich zum Beispiel meine Mutter für die harten Wochen in dem Landschulheim bei Bautzen verantwortlich gemacht; sie hatte mir schließlich von der Reise abgeraten.

Meine Entschiedenheit oder, aus einem anderen Blickwinkel betrachtet, meine Sturheit und meine Bereitschaft, für einmal begangene Fehler einzustehen, prägten später auch den Umgang mit meinem Körper. Nichts wünschte ich mir sehnlicher als ein paar schlanke, wohlgeformte und vor allem beschwerdefreie Beine, und um dieses Ziel zu erreichen, scheute ich keine Anstrengung. FDH, Slim-Fast, Herbalife, diverse Eiweißdiäten, Almased, HCG, Heilfasten und basische Ernährung – einmal versuchte ich sogar, mir den Finger in den Hals zu stecken. Gott sei Dank ist mir das nicht geglückt, womöglich wäre ich sonst noch in die Bulimie abgerutscht.

Mit nie ermüdendem Eifer stürzte ich mich in jede neue Trenddiät. Obwohl die Kilos purzelten, blieben meine Beine unförmig. Ich hungerte so radikal, dass mein Körper auf Notversorgung umschaltete und den Grundumsatz senkte. Phasenweise blieb sogar meine Periode aus. Kaum aß ich wieder normal, speicherte er alle Energie in den Fettzellen. Der Jo-Jo-Effekt schlug voll zu. Ich suchte bei mir selbst die Schuld und entschied, die nächste Diät noch disziplinierter einzuhalten. Unmerklich brachte ich dabei nicht nur meinen Stoffwechsel, sondern auch meinen Hormonhaushalt aus dem Gleichgewicht.

Ein Teufelskreis, in dem viele Mädchen und Frauen gefangen sind. Wie Sisyphos rollst du einen Felsblock eine Anhöhe hinauf, und immer wenn der Gipfel in Sicht kommt, entgleitet er dir. Er kullert bis ganz ins Tal hinunter, und du kletterst hinterher, fest entschlossen, die Aufgabe das nächste Mal zu bewältigen. Während du dich abmühst, quälen dich Selbstzweifel, Versagensängste. Jedes Mal, wenn du wieder ins Tal hinabsteigst, kannst du dich ein bisschen weniger leiden.

Primaballerina

Zuerst wollte ich Sängerin werden. Dieser Wunsch wurde in unserer Zwei-Zimmer-Wohnung in Waren geboren, wo mein Vater abends an meinem Bett saß, Gitarre spielte und sang. Volkslieder, Schlager, Wiegenlieder, Beatles-Songs. Bald sangen wir gemeinsam, auch zweistimmig. Dann begleitete er mich auf der Gitarre. Wenn die letzten Töne verklangen, verehrte er mir mit breitem Lächeln eine Plastikrose und applaudierte, während ich mich vor ihm – meinem ersten Publikum – verbeugte.

Ein paar Jahre später kamen meine Leidenschaft fürs Schauspielen und die Begeisterung für den Tanz dazu. Man schrieb die 80er-Jahre, Michael Jacksons Moonwalk versetzte Teenager in Ekstase, der Tanzfilm wurde mit »Fast Forward«, »A Chorus Line« und »Himmlische Körper« revolutioniert. Dann kamen »Anna« und »Dirty Dancing«, ich hätte jede Szene mitsprechen können, mittanzen, vorwärts und rückwärts.

In unserer Kleinstadt in Mecklenburg träumte ich davon, wie Jennifer Beals in »Flashdance« mit nackten Beinen, Wollstulpen und einer eigenen Choreografie den Sprung in die staatliche Tanzausbildung zu schaffen. Zugegebenermaßen waren Beals nackte Beine ein nicht ganz unwesentlicher Bestandteil dieses Traums, auch wenn ich zu diesem Zeitpunkt noch nicht ahnte, dass meine eigenen mich nur wenige Zeit später hindern würden, überhaupt vortanzen zu dürfen.

Mit zwölf Jahren gehörte ich der städtischen Tanzgruppe und der Tanzgruppe unserer Schule an. Als »Tanzduo Dani und Madlen« rockten meine Freundin und ich die Kleinstadtbühnen in Waren und Umgebung; ein Stuhltanz zu »My Love Is A Tango«,

Choreografien zu Tiffanys Hit-Single »I Think We're Alone Now«, Bros' »When Will I Be Famous« und Yellos »The Race«, Tanzwettbewerbe, Freestyle.

Etwa zu dieser Zeit begriff ich, dass bei mir etwas anders war als bei den meisten meiner Freundinnen. Ich konnte tanzen, daran hatte ich keinen Zweifel, ich war dehnbar und beweglich, hatte ein sicheres Gefühl für Musik und Rhythmus und eine rasche Auffassungsgabe für neue Schritte und Choreografien. Aber ganz egal, wie leicht ich mich auf der Bühne fühlte: Meine Beine wirkten schwer. Sie waren dicker als die der anderen, und ihre Form gefiel mir nicht.

Als ich meiner Mutter mein Leid klagte, schüttelte sie nachsichtig den Kopf. »So sind wir Frauen halt«, sagte sie mit einem Blick auf die Dellen an meinem Oberschenkel, die ich zwischen Daumen und Zeigefinger presste. Fürs Erste gab ich mich mit dieser Antwort zufrieden, aber die Tatsache, dass die Beine meiner Mutter sehr viel schmaler und schöner geformt waren als meine eigenen, weckte schon damals Skepsis in mir.

Ungefähr zu der Zeit, als die ZDF-Weihnachtsserie »Anna« mit der jungen Silvia Seidel im Fernsehen ausgestrahlt wurde, bewarb ich mich an einer Ballettschule. Im Osten gab es drei staatliche Schulen: in Dresden, Leipzig und Berlin. Eines Tages entdeckte ich in der städtischen Tageszeitung, der sogenannten »Freien Erde« (nach der Wende umbenannt in »Nordkurier«) die Ankündigung eines Vortanzens an der Staatlichen Ballettschule in Leipzig. Mein Entschluss stand sofort fest: Ich würde vortanzen und mein Bestes geben. Natürlich begann ich sofort, meine Mutter zu beknien, sie müsse mit mir dorthin fahren.

Erst vor Kurzem habe ich erfahren, dass meine Mutter das Unglück schon kommen sah, als ich mich mit glühenden Wangen über die Bewerbungsunterlagen beugte. Ich weiß, dass sie während der ganzen eintägigen Autofahrt in unserem orangeroten Lada hoffte, es würde nicht zu hart für mich werden, und dass es ihr in der Seele wehtat, ihrer einzigen Tochter diese Enttäuschung nicht ersparen zu können. Trotz dieser Gewissheit – und obwohl sie ihre einzige Tochter ohnehin nicht unbedingt in einer Internatsschule sehen wollte – fuhr sie mit mir den weiten Weg nach Leipzig. Dafür bin ich ihr heute noch dankbar. Erfahrungen sind da, um gemacht zu werden. Ist es nicht so?

Ich erinnere mich nicht mehr daran, wie das Gebäude aussah, in dem die Ballettschule untergebracht war – aber ich sehe noch die Schülerinnen und Schüler in ihren tollen Tanzklamotten vor mir: Stulpen, Bodys, Spitzenschuhe, hautenge Lycra-Anzüge. Davon konnten Dani und ich in Waren nur träumen. In der DDR kam man im Allgemeinen nur sehr schwer an spezielle Tanzsachen und Stoffe, in unserer Kleinstadt war es unmöglich. Unsere Auftrittskostüme bestanden aus abgelegten Klamotten, Fahnenstoff, altem Innenfutter oder eingefärbten Bettlaken. Sie waren in liebevoller Kleinarbeit handgefertigt – von Danis Tante und meiner Großmutter.

An diesem Tag trug ich einen Badeanzug mit albernen schwarzen Punkten. Doch das war mir egal. Schon bald würde ich zwischen den anderen Mädchen in einem modernen Trikot im Spiegelsaal an der Stange stehen. Bald würde diese wunderbare Welt der Ballettschule auch meine sein.

Nach dem Warmmachen wurden wir in einen kleinen Saal gerufen. Etwas beklommen musterte ich meine Mitbewerber. Kein Zweifel, ihre Beine sahen anders aus als meine.

»Egal«, ermutigte ich mich selbst. »Nachher tanzt du sie alle an die Wand.«

Zu zehnt standen wir in einer Reihe vor der Jury. Dann kamen die Blicke.

»Du, du, du – danke, dass ihr gekommen seid«, verkündete eine Frau so sachlich, als würde sie beim Bäcker ein Brot bestellen. Den Ausgang dieses Abenteuers hatte ich mir anders vorgestellt. Mit trockener Kehle bat ich um eine Begründung.

»Sie müssen mich doch tanzen sehen«, sagte ich flehend, ganz Jennifer Beals in »Flashdance«, und die Dozentin antwortete mit einem knappen Kopfschütteln:

»Ungeeignet. Ihre Beine sind zu kräftig, und die Körperproportionen stimmen nicht.«

Unnötig zu sagen, dass ich untröstlich war. Den ganzen langen Rückweg über saß ich auf der Rückbank und weinte mir die Augen aus. Heute weiß ich, dass mir nicht nur meine dicken Beine und meine konturlosen Waden, von meiner Mutter damals noch liebevoll »Oma-Hilde-Waden« genannt (meine Großmutter väterlicherseits verfügte über ein Paar äußerst kompakter Unterschenkel), zum Verhängnis wurden. Mir fehlten auch andere anatomische Voraussetzungen, wie die belastbaren Knie und Hüften, die das Auswärtsdrehen der Füße und Beine hergaben, die unverzichtbar sind für jede angehende Ballerina. Selbst wenn ich Beine gehabt hätte wie ein junges Füllen, wäre ich wahrscheinlich nicht genommen worden.

Freilich wusste ich das als junges Mädchen nicht. Ich weinte, aber ich war nicht im Mindesten bereit aufzugeben.

Nur ein Jahr später bewarb ich mich zusammen mit meiner Tanzfreundin Dani an der Staatlichen Ballettschule Berlin. Diesmal kam ich nicht einmal dazu, in meinen Badeanzug zu schlüpfen.

»Sie wissen schon, dass wir sehr schlanke Mädchen suchen«, erklärte mir eine sehr hagere und in meinen Augen streng aussehende Frau schon im Flur des Gebäudes.

Damals verstand ich die Welt nicht mehr. Ich konnte tanzen und durfte nicht? Mit dreizehn Jahren hatten sich meine Beine beinahe unbemerkt zu einem echten Problem ausgewachsen, und ich würde bald etwas dagegen unternehmen müssen. Wegen meiner angestrebten Karriere als Primaballerina – aber auch wegen der coolen Blue Jeans, die mir versagt blieben.

Westpakete

Alle paar Monate erhielt meine Oma Westpakete von der Verwandtschaft aus Hamburg oder Siegen. Kaffee, Schokolade, abgelegte Klamotten. Natürlich waren meine beiden Cousinen und ich heiß auf Blue Jeans, die es im Osten nicht zu kaufen gab. Jedenfalls nicht solche, die unter jungen Mädchen als cool galten. Wer die sogenannten DDR-Jeans trug, wurde von den anderen mit milder Verachtung gestraft. Weiche, nachgebende Stoffe, hässliche Farben. Keine Spur von »Used Look«. Die Hersteller hatten offensichtlich nicht die geringste Ahnung von Mode.

Voller Hoffnung schlüpfte ich ein ums andere Mal in die schmal geschnittenen Jeans aus dem Westen, zerrte, zog und kapitulierte. Ich bekam die Hose nicht über meine Oberschenkel. Wenn meine ältere Cousine, ein gertenschlankes, großes Mädchen, dann mit dem begehrten Teil abzog, spürte ich, wie Traurigkeit mir die Kehle zuschnürte. Was war nur los mit mir? Warum sah ich anders aus als meine Freundinnen?

Ich weiß nicht, wann das Wort »Diät« zum ersten Mal in Neonschrift in meinem Kopf aufleuchtete, aber es muss bei einer dieser Gelegenheiten gewesen sein. Die unförmigen Beine passten mir nicht – und sie passten nicht zu mir. Ich hatte ein schmales Gesicht, einen sehr schlanken Oberkörper, eine Wespentaille und – verglichen mit dem Rest – entsetzlich dicke Beine. Nichts passte zusammen. Zudem litt ich unter diffusen Schmerzen in den Oberschenkeln, die ich damals als »Wachstumsschmerzen« missdeutete und ignorierte, so gut es ging.

Heute weiß ich, dass meine Probleme nicht von ungefähr in den Teenagerjahren auftauchten. Erste Krankheitszeichen beginnen meistens in der Pubertät der betroffenen Mädchen, und meistens bleiben sie heute wie vor fünfundzwanzig Jahren unerkannt.

Die Wende

Als die Mauer fiel, war ich fünfzehn Jahre alt. Am Brandenburger Tor jubelte das Volk, Fremde, Freunde und Familien, die Jahrzehnte voneinander getrennt gewesen waren, lagen einander in den Armen, und ich witterte die große Freiheit. Amerika. Seit ich denken konnte, träumte ich mich dorthin. Für mich hatte das Land etwas Magisches, auch wenn ich bis heute nicht weiß, warum. Die Wende war nur für mich da, endlich brach meine Zukunft an. Die Sehnsucht nach dem Westen war untrennbar mit meinem großen Traum verbunden: auf den Bühnen der Welt zu stehen, zu singen, zu spielen und zu tanzen.

Nachdem die innerdeutschen Grenzen gefallen waren, organisierte unsere Tanzlehrerin einen Ausflug nach Hamburg. Ein Dutzend schnatternder Mädchen in einem Reisebus unterwegs zu neuen Ufern. In der Hansestadt würden wir uns ein Musical ansehen – etwas, das es in der DDR nicht in dieser Größenordnung gegeben hatte. Schon das Wort hatte einen süßen Klang in meinen Ohren – so wunderbar amerikanisch. Ein Wort, so toll wie »Muffin« oder »Mickeymaus«.

Ursprünglich hatten wir uns Andrew Lloyd Webbers Musical-Klassiker »Cats« ansehen wollen, aber die Vorstellung war bereits ausverkauft gewesen. Schließlich wählten wir eine andere Produktion, die »West Side Story«. Der Abend war wie eine Erweckung, anders kann ich es nicht sagen. Arthur Laurents' Lovestory ging mir zu Herzen, und Leonard Bernsteins Musik brachte in mir etwas zum Klingen, im Bauch, unterhalb des Zwerchfells, von dem ich nichts geahnt hatte. Das war ein unbeschreibliches Gefühl. Im großen Saal des Deutschen Theaters fand ich die Antwort auf eine Frage, die mich umtrieb. Ich begriff, dass alles, wovon ich geträumt hatte, möglich war – und offenbar brauchtest du dazu nicht einmal die Figur einer Primaballerina. Die Verbindung von Tanz, Musik und Schauspiel in einer zweieinhalbstündigen Bühnenshow. Das war alles, was ich wollte, alles, wonach ich mich gesehnt hatte.

Ich saß in einem roten Plüschsessel, sah und hörte und fühlte und weinte vom ersten bis zum letzten Moment der Darbietung.

Am nächsten Morgen, unterwegs in die ostdeutsche Provinz, wusste ich, dass mein Leben eine entscheidende Wendung genommen hatte. Es war, als hätte sich vor meinen Augen der Horizont geöffnet, nach Westen hin. Dass ich mich zeitlebens an Grenzen abarbeiten würde, die mein eigener Körper mir setzte, begriff ich nicht. Ich wusste nichts von meinem Handicap – einer Anhäufung kranker Fettzellen mit dem Namen »Lipödem«.

Das erste Mal

In der zehnten Klasse, mit sechzehn Jahren, tat ich es zum ersten Mal. Ich brachte mir bei, was Hungern heißt. Mein Ziel waren schlanke Beine, und ich war bereit, alles dafür Notwendige zu tun.

Mit einem Ausgangsgewicht von 65 Kilo stieg ich im März in den Ring, und nach der ersten Runde, vier Wochen später, hatte ich neun verloren. Die Waage stimmte, aber mein Spiegelbild enttäuschte mich: Ich war schlank und hervortretende Wangenknochen verliehen mir ein beinahe tragisches Aussehen, aber meine Beine sahen noch immer aus wie Säulen: vollkommen konturlos. Unzufrieden strich ich das Abendbrot und blieb tagsüber bei der sogenannten FDH-Diät. Meine Mutter beobachtete mit Sorge, wie ich mein Pausenbrot täglich weiter reduzierte. Im Juni war es auf Erbsengröße geschrumpft, und ich wog 47 Kilo. Zu diesem Zeitpunkt blieb meine Periode aus und ich hatte nur noch unregelmäßigen Stuhlgang. Ich befand mich in einem merkwürdigen Zustand zwischen Euphorie, Unsicherheit und Reizbarkeit – offenbar wurde mein Nervenkostüm täglich dünner.

In Bezug auf meine Mahlzeiten durfte nichts Unvorhergesehenes geschehen. Es gab keinen Zucker, keine Schokolade, weder Kuchen noch andere Süßigkeiten. Wegen des Fruchtzuckers verzichtete ich weitgehend auf Obst. Natürlich machte ich beinahe alles falsch: Ich hatte ja keine Ahnung von gesunder, vollwertiger Ernährung oder den Gefahren einer Crashdiät.

Damals konnte ich nur einschlafen, wenn mein Magen knurrte.

Der Geruch von deftigem Essen begann mich zu überfordern. Kam meine Oma überraschend zu Besuch und kochte Mittagessen, wusste ich nicht, was ich tun sollte. Ich weiß noch, dass mich der Duft in Butter brutzelnder Rinderkoteletts aus der Fassung brachte. Genau wie der Anblick frischen gekochten Spargels in selbstgemachter Sauce hollandaise. Wie gerne wollte ich essen und durfte nicht.

In dieser Zeit kochte und buk ich für meine Eltern, rührte das Essen aber selbst nicht an. Eine perfide Art der Selbstkasteiung: Erst führst du dich in Versuchung, dann testest du dein Durchhaltevermögen und deine Disziplin, indem du widerstehst. Natürlich litt ich, wenn der Essensduft meine Nase kitzelte – aber ich gab nicht nach. Was aus heutiger Sicht absurd erscheinen mag, war damals für mich selbstverständlich, Teil einer verqueren und selbstquälerischen Logik.

Ohne es zu merken, hatte ich meinem eigenen Körper den Kampf angesagt – und erst ein Vierteljahrhundert später würde ich die weiße Fahne schwenken.

Zum Glück war meine Mutter nie gegen mich. Sie stand zu mir, in dünnen und in dicken Zeiten. Heute bin ich ihr dankbar, dass sie mich nicht in meinem Diätwahn bestärkt hat.

Viele Jahre später, als ich nach meiner Diagnose Kontakt zu anderen Betroffenen bekam, erfuhr ich von ganz anderen Fällen. Vor allem die berührende Geschichte der jungen Anna geht mir bis heute nicht aus dem Kopf.

Anna saß mit ihrer Mutter im Behandlungsraum einer Praxis und wartete auf den Arzt, einen Experten für Lipödem und Lymphödem.

»Was versprichst du dir davon?«, fuhr ihre Mutter sie an. »Du bist einfach zu dick und suchst eine Ausrede. Was erwartest du dir von dem Mann? Iss weniger, dann nimmst du auch ab. Sieh doch nur deine Schwestern an, wie schlank sie sind.« Als der Arzt eintrat, liefen Anna heiße Tränen die Wangen herunter, ihre Mutter sah wütend aus. Der Mann erfasste die Situation mit einem Blick – wahrscheinlich war sie für ihn längst etwas Alltägliches. Nachdem er Annas Arme und Beine untersucht hatte, wandte er sich ihrer Mutter zu, die mit versteinertem Ausdruck dasaß.

»Wissen Sie eigentlich, was Sie Ihrer Tochter da antun? Das Mädchen ist krank, und Sie treiben es mit Ihrem Gerede noch in die Magersucht. Mütter wie Sie sind der Grund dafür, dass Millionen junger Mädchen an Essstörungen leiden.« Offenbar machte die Haltung der Frau ihn wütend – vielleicht kämpfte er bereits seit Jahren gegen die Unwissenheit und das Unverständnis der Bevölkerung an.

Nach einer kurzen Pause fügte er in sachlicherem Ton hinzu: »Falls hier jemand ein paar Kilo Übergewicht hat, sind Sie es.«

»Das war das erste Mal, dass jemand für mich Partei ergriff«, schrieb Anna mir, und obwohl ich das Mädchen noch nie gesehen hatte, wollte ich sie ganz fest in den Arm nehmen.

Lipödem ist nicht nur schmerzhaft und entstellt die Betroffenen. Es ist auch eine großartige Angriffsfläche für die Boshaftigkeit der Umwelt. Wer offen über sein Problem spricht, entblößt sich, macht sich verletzlich. Wer es vor den Blicken der anderen verbirgt, macht sein Leben zum Versteckspiel. Die Symptome der Krankheit sind körperlich und mit Schmerzen und Folgeschäden verbunden, aber solange sie unerkannt bleibt, nimmt auch die Seele Schaden.

Für Anna kam die Diagnose gerade noch rechtzeitig, bevor sie in eine ernsthafte Essstörung abrutschte. Wie viele andere Teenager einem Schönheitsideal nacheifern, das für sie unerreichbar ist, weiß ich nicht zu sagen. Eines Tages wird die Aufklärungsarbeit hoffentlich so weit gediehen sein, dass Frauen wie Annas Mutter keine Chance mehr haben, aus Unwissenheit ihren Kindern zu schaden.

Jo-Jo

Für mich kam es, wie es kommen musste.

Zu der Zeit, als mein Gewicht grenzwertig niedrig war, verbrachte meine Oma ein paar Wochen in Tespe, einem Dorf im Hamburger Umland. Während ihr Neffe in Urlaub war, hütete sie dort zusammen mit meiner Großtante sein Haus. Natürlich hatte ich größte Lust, sie zu besuchen. Eine Reise nach Hamburg war noch immer etwas ganz Besonderes.

Zu dieser Zeit wussten meine Eltern keinen Rat mehr. Der Besuch meiner Oma muss ihnen erschienen sein wie der sprichwörtliche rettende Strohhalm. Als sie von meiner Idee hörten, reagierten sie begeistert.

Da die Ferienzeit noch nicht angebrochen war, beantragte ich mit ihrer Hilfe eine Woche schulfrei. Ich weiß noch, dass ich mich über die Reaktion meiner Lehrer wunderte. Ohne viel Aufhebens wurde ich vom Unterricht freigesprochen. »Sicher, geh nur, und lass es dir gut gehen« war alles, was sie mir mit auf den Weg gaben.

Wahrscheinlich machte mein Anblick ihnen Angst. Mittlerweile war ich erschreckend dünn, und die Befürchtung lag nahe, ich könnte in die Magersucht abdriften. Meine Oma hatte also einen unausgesprochenen Auftrag. Sie sollte mich »aufpäppeln«.

Meine Vorfreude hätte indes nicht größer sein können. In Tespe würde ich reiten – schon damals eine meiner Lieblingsbeschäftigungen –, ich würde faulenzen und ausspannen. Bei Oma ließ es sich herrlich leben.

Kaum war ich in dem hübschen Einfamilienhaus angekommen, begann das große Essen. Die Hoffnungen meiner Umwelt gingen auf. Die fremde Umgebung, die gute Landluft, der Westen, der in mir Appetit auf das Leben schürte, oder der Anblick meiner Großmutter in ihrer geblümten Küchenschürze – ich weiß nicht, was es war, das mich dazu bewegte, von meinem Ernährungsplan abzuweichen, aber ich tat es, von einem Tag auf den anderen.

Ich begann mit einem Stück Schokolade (zu meiner großen Überraschung schmeckte es eklig; ganz anders als in meiner Erinnerung) und futterte mich wie die arme Raupe Nimmersatt durch die Tage. Mein Körper war inzwischen so ausgezehrt und ausgehungert, dass es kein Halten gab. Meine Großmutter kochte mit Leidenschaft: leckeres Frühstück, deftiges Mittagessen, Kaffee und Kuchen vor einem üppigen Abendbrot. Zwischendurch naschte ich Süßes, egal, ob ich hungrig war oder nicht.

Weder sie noch ich hatten je vom Jo-Jo-Effekt gehört, der dir nach einer Radikaldiät auflauert. Heute bin ich bestens mit ihm vertraut ...

Mehr als die Hälfte aller Menschen, die mit einer Blitzdiät abgenommen haben, legen im Anschluss wieder an Gewicht zu – oft mehr, als sie verloren hatten. Wer hungert, sich einseitig oder nährstoffarm ernährt, löst im Körper Notstand aus. Stoffwechselvorgänge werden auf Sparflamme gesetzt, der Grundumsatz sinkt. Wenn dann wieder »normal« gegessen wird, fließt die überschüssige Energie nicht etwa in die Versorgung der Muskelzellen, sondern in den Fettspeicher. Jede Kalorie schlägt sich auf der Waage nieder.

Als meine Eltern meine Großmutter und mich eine Woche später in Tespe abholten, war ich fast fünf Kilo schwerer. Und es nahm kein Ende. In der Folgezeit wurde ich immer dicker. Eines Tages bat unsere Tanzlehrerin mich um ein Gespräch unter vier Augen.

»Du darfst gerne weiter in der Gruppe trainieren«, eröffnete sie mir mit hochgezogenen Augenbrauen. »Aber auf die Bühne kannst du nicht mit deinen Beinen.«

Mir erschien diese Ansage nur folgerichtig. Ich hatte mich gehen lassen, und nun kassierte ich die Quittung für mein nachlässiges Verhalten. Wahrscheinlich war ich ihr sogar dankbar – immerhin ließ sie mich weiter trainieren.

Etwa zu dieser Zeit wurden auch die Beschwerden immer größer. Druckschmerzen, Berührungsempfindlichkeit. Wenn ich unter der Dusche stand und mich einseifte, spannte die Haut an Beinen und Oberarmen. Nahm mich eine Freundin am Arm, zuckte ich zusammen. An den Armen hatte ich fast immer blaue Flecke, obwohl ich mich nicht erinnern konnte, mich gestoßen zu haben. Ich nahm auch das ergeben als eine Art Strafe hin: Wahrscheinlich spannte die Haut, weil ich zu viel gegessen hatte.

Wenn meine Freundinnen schwimmen gingen, zelteten oder beieinander übernachteten, blieb ich von nun an zu Hause. Ich wollte mich nicht vor ihnen ausziehen, trug auch keine Shorts oder kurzen Röcke mehr. Meine Beine waren nichts für die Bühne und nichts für das Strandbad, außer mir sollte sie niemand zu Gesicht bekommen.

Entfremdung hat viele Gesichter. Indem ich meinen Körper vor den Blicken der anderen verbarg, schloss ich mich selbst aus, schnitt mich von einem Teil des Lebens ab, den ich als Kind geliebt hatte. Ich schuf Vorwände und Ausflüchte. Mit den Jahren würde es so weit kommen, dass ich selbst nicht mehr wusste, warum ich Badeausflüge, Campen und Zelten mit Freunden kategorisch ablehnte.

Ich war wie ein Kind, das sich Augen und Ohren zuhält, um sich einer unbequemen Wahrheit zu verschließen. Selbstbetrug ist nichts anderes als eine Form der Respektlosigkeit dir selbst gegenüber. Mit den Jahren wurde ich darin immer besser und überzeugender.

Schlecht beraten I: Nadeln gegen dicke Beine

Nach der ersten Diät begann der Kampf mit den Kilos – und, sozusagen als Begleiterscheinung, die Odyssee von einer Praxis zur nächsten, durch einen weiten Ozean verschiedenster medizinischer Fachrichtungen.

In Waren hatte sich eine Orthopädin niedergelassen, die nach der Wende auch Akupunktur anbot, um Abnehmwillige zu unterstützen. Nadeln zum Abnehmen.

Während ich im Behandlungsstuhl lag und die Nadeln in Ohrmuschel und Ohrläppchen piksten, träumte ich von schlanken Beinen. Leider vergebens. Mein Essverhalten hatte sich zwar wieder weitgehend normalisiert, aber das Missverhältnis meiner Figur blieb bestehen. Und die Problemzone weitete sich aus. Zu dieser Zeit gingen auch meine Arme aus der Form. Dafür wurde mein Fall immer häufiger zum Familienthema. Jeder wollte, jeder konnte, jeder durfte plötzlich etwas zu meinem Körper sagen.

Ich erinnere mich noch an den strengen Blick meines sonst so gutmütigen und geduldigen Opas, als ich nach einer Akupunkturstunde zu einer Tafel Schokolade griff.

»Kind, nun iss doch nicht schon wieder«, mahnte er, und ich fühlte mich unter Druck gesetzt. Geriet ich unter Druck, gab es ein probates Gegenmittel: Schokolade essen, notfalls eben heimlich.

Jahre später nahm ich wegen meines Figurproblems und meines infolge der ersten Diät gestörten Essverhaltens das Können eines zweiten Arztes in Waren in Anspruch, der alternative Methoden anbot. Ich ließ mich in einer Zahnarztpraxis hypnotisieren.

Der Mann war auf Angstpatienten spezialisiert und nahm Menschen, die abnehmen wollten, sozusagen gleich mit. In Tiefenentspannung unternahm er mit mir Fantasiereisen, wandte sich an mein Unbewusstes, um es neu zu programmieren. Natürlich ergebnislos. Es gab ja in meinem Unbewussten kein unersättliches Wesen, das nach Süßem gierte. Mein Essverhalten war immer normal gewesen – bis ich begann, mich am Umfang meiner Beine abzuarbeiten.

Unnötig zu sagen, dass ich das Scheitern der Methode mir selbst zuschrieb. Die Botschaft, die ich immer mehr verinnerlichte, war unmissverständlich: Ich war unverbesserlich.

Lipödem und Liebeskummer

In der elften oder zwölften Klasse verliebte ich mich in Thomas, einen Triathleten. Ein großer, dunkelhaariger Junge, der blendend aussah. Wir waren befreundet, aber an mehr war Thomas nicht interessiert. Er verliebte sich einfach nicht in mich. Wieder hörte ich auf zu essen, diesmal fast ausnahmslos. Abgesehen von ein, zwei Obststücken an ausgesuchten Tagen betrieb ich Nulldiät.

Heute werden Ernährungsthemen in jeder Boulevardsendung durchgekaut, Livestyle-Magazine und Illustrierte beschäftigen sich ausgiebig mit allem, was gesund ist und schön macht. Das Thema ist in den Medien beinahe allgegenwärtig, es macht dem Magerwahn Konkurrenz.

Zu Beginn der Neunzigerjahre in der mecklenburgischen Provinz war es nicht so. In meinem Freundeskreis kannte sich niemand mit dem Thema aus, ich kannte kein einziges Mädchen mit Diäterfahrung. Damals war ich vollkommen unwissend. Meinem Körper gönnte ich während der Hungerzeit nicht einmal ausreichend Flüssigkeit – ich glaube, ich wusste damals nicht, dass ein Glas Wasser nicht dick macht.

Heute weiß ich, dass mein stabiler Kreislauf ein Segen war. Mit einer schlechteren Konstitution wäre ich wohl das eine oder andere Mal im Krankenhaus gelandet ...

Wieder schlug die Blitzdiät an. Binnen kürzester Zeit hatte ich die 50-Kilo-Marke erreicht, ich fühlte mich euphorisch und energiegeladen und meine Eltern waren in heller Aufregung. So fand ich mich schön, bis auf die Beine, aber Thomas signalisierte noch immer nicht das gewünschte Interesse. Er war zwischenzeitlich sogar mit einem anderen Mädchen zusammengekommen.

Der Ausgang dieser Episode ist wenig überraschend: Ich blieb alleine, begann wieder zu essen und legte Gewicht zu. Aus Frust, aber auch, weil mein armer Körper nach Nahrung schrie – eine Nulldiät lässt sich schließlich nicht ewig fortsetzen. Außerdem war und blieb ich ein Genussmensch, ein Mädchen, das gerne aß.

Bald spannten meine Arme und Beine, als wollten sie explodieren.

Die Geschichte mit dem Triathleten ist allerdings in ganz anderer Hinsicht bedeutend. Damals wäre mir nie die Möglichkeit in den Sinn gekommen, dass er sich schlicht und einfach nicht in mich verliebt hatte. Für mich gab es nur eine einzige triftige Erklärung für sein ablehnendes Verhalten: meine unansehnlichen Beine.

Ich erwähnte bereits, dass das Leiden an Lipödem den Kontakt mit der Umwelt verändert (von der Entfremdung von sich selbst einmal ganz abgesehen). Der Triathlet steht in meiner Geschichte für eine ganz typische Verhaltensweise von Betroffenen: die Umdeutung unangenehmer Wahrheiten.

Zu dieser Zeit begann ich, alles, was mir misslang, auf meine Figur zu schieben. Meine Beine waren mein Handicap, sie waren der Haken, an dem sich jede Form des Scheiterns festmachen ließ. Das überschüssige Fett an meinen Beinen und Armen war Schicksal und Schutzpanzer. Es machte mir das Leben schwer, aber es bot auch eine einfache Erklärung für alle erdenklichen Misserfolge.

Wer sich wie ich zu einer Operation entschließt, sollte sich die Tatsache bewusst machen, dass er nicht einfach nur Fettzellen loswird. Er verliert womöglich auch seelischen Halt, eine Art Rettungsanker, der ihm durch die Untiefen des Lebens geholfen hat. Das mag paradox klingen, ist aber einfach zu erklären.

Plötzlich fällt vieles weg: ein Erklärungsmuster, das immer zur Hand war und bei Bedarf für jede Misere, jedes persönliche Scheitern herhielt. Ein Vorwand, um Herausforderungen aus dem Weg zu gehen. Ein Problem, das über Jahre viel zu viel Raum einnahm.

Endlich beschwerdefrei und äußerlich unauffällig, gewinnt man viel Energie, aber in gewisser Weise auch Verantwortung: Jetzt heißt es, selbst zu entscheiden, was man tut oder sein lässt, womit man sich gedanklich beschäftigt. Nur wer das weiß, wird die neue Freiheit schätzen lernen, statt sich in ihr zu verlieren.

Verlockungen

Nach dem Abitur brach für mich eine ganz andere Form von Freiheit an. Direkt nach der Wende hatte ich mich in den Staaten um eine Stelle als Au-pair bemüht, und nun flog ich nach Virginia, an die Ostküste.

Damals verliebte ich mich mit aller Heftigkeit in das Land, von dem ich schon lange geträumt hatte. Als Mädchen aus Mecklenburg war ich am Wasser aufgewachsen, und in der weiten, von Seen und Flüssen durchzogenen Landschaft fühlte ich mich zu Hause. Neben das Vertraute trat das vollkommen Fremde: In den Städten Virginias war alles größer, bunter, lauter und aufregender, als ich es kannte. Meine Gastfamilie nahm mich freundlich auf, ließ mir aber auch Freiheiten – an Wochenenden und während der Ferien stürzte ich mich mit anderen Au-pairs und neuen amerikanischen Freunden ins Abenteuer. Wir »travelten« die Ostküste entlang, unternahmen einen »Cross-Country-Trip« und erkundeten die ganze Westküste.

Natürlich gehörte zu meinen Reiseabenteuern auch Florida mit seinen riesigen Vergnügungsparks. Disneyworld war eine Sinnesexplosion, ein Kulturschock im positiven Sinne.

Im kommunistischen Sozialismus war alles einer größeren Idee untergeordnet, Funktionalität wurde großgeschrieben. Hier in den Staaten lebte man offenbar nach dem Lustprinzip, das war berauschend.

Heute muss ich über meine eigene Reaktion schmunzeln. Sah ich eine riesige Mickeymouse über den Gehweg laufen, geriet ich in Verzückung. Ich wusste wohl, dass sich ein Mensch hinter der Mäusemaske verbarg, aber dieses Wissen war in jenem Augenblick vollkommen ausgeblendet.

Manchmal denke ich, wir Mädchen und Jungen aus der DDR waren die besseren Amerikaner: Wir lebten inmitten der Illusionen wie Kinder in einem Märchenland, glücklich und staunend, mit einer rührenden Ernsthaftigkeit.

Alles war neu und blendend schön, und auch ich wollte strahlen. Diesmal versuchte ich Slim-Fast, eine sogenannte Formula-Diät. Hersteller solcher Wunderpulver versprechen Einfachheit und Effizienz: kein Sport, kein Kalorienzählen und keine Kochexperimente. Alles, was du tun sollst, ist Shakes und Brühen trinken, dazu in Maßen kohlehydratarme Kost. Natürlich hielt ich mich nicht an die Vorgaben, sondern übertrieb es mal wieder maßlos. Ich trank die zwei Shakes am Tag, nur ergänzt durch einen (möglichst grünen) Apfel. Ich joggte, schwamm und trainierte morgens, wenn die Kinder in der Schule waren, auf der Skilaufmaschine meiner Gasteltern. Dass mein Kreislauf mitspielte, grenzt aus heutiger Sicht an ein Wunder. Wieder unterbot ich die 50-Kilo-Marke, aber der Jackpot, schöne, schlanke Beine, blieb mir verwehrt. Trotzdem fühlte ich mich ungefähr sechs Monate lang wie eine zarte Prinzessin im Ostküsten-Wonderland.

Dann kam die Panik. Die Angst, etwas zu verpassen.

Nach der Wende hatte sich das Essenssortiment in Waren verdoppelt. Bananen, Kakis, Ananas und andere exotische Früchte, die das ganze Jahr über verfügbar waren, füllten die Regale. Daneben Fruchtjoghurts in gefühlt tausend Geschmacksrichtungen. Die zarteste Versuchung, die längste Praline der Welt, die schönste lila Pause – Schokolade und andere Süßigkeiten bekamen nicht nur tausend Geschmäcker, sondern auch tausend neue Markennamen, Slogans, die sozusagen auf der Zunge zergingen.

Der Westen zog in die Kleinstadtfilialen des »Konsums« (so hießen bei uns Tante-Emma-Läden) und die »Kaufhallen« ein und lehrte uns Jugendliche, was es heißt, vor der Wahl zu stehen.

Zweifellos hatte ich also schon einiges über das Konsumieren gelernt, und doch war ich darin noch ungeübt und voller Unschuld, als ich nach Amerika kam. Was wusste ich von der Verlockung, die Fast Food hieß? Noch kurz nach der Wende hatte ich »McDonald's« für eine Modemarke gehalten – als ich zum ersten Mal eine Filiale betrat und sah, dass hier »Klopse« (ostdeutsch für Buletten) statt Klamotten über die Theke gereicht wurden, war ich bitter enttäuscht.

Nun war in den USA ein Dreivierteljahr ins Land gegangen, und ich hatte sechs Monate davon gehungert. Ich war auf Besuch im Schlaraffenland und ernährte mich sozusagen von trockenem Brot. Mit einem Mal erschien mir dieser Zustand unhaltbar. Vielleicht würde ich nie wieder in die Staaten reisen und käme nie wieder in den Genuss so schmackhaften Essens? Eine unerträgliche Vorstellung.

Auch mein ausgezehrter Körper forderte seinen Tribut. Also begann ich zu essen. Am liebsten in Restaurantketten, die im Deutschland der 90er-Jahre noch nicht verbreitet waren: Taco Bell, Hard Rock Café, Planet Hollywood, KFC, Subway und Wendy's, Dunkin' Donuts und Starbucks. Für die Eiscremevariationen, Shakes und Blizzards bei Dairy Queen hätte ich sterben können.

Barbecue, Mexican Food, Hotdogs. Meiner Entdeckungslust waren keine Grenzen gesetzt. Alles wollte, alles musste ich probieren. An freien Abenden fuhr ich mit Freunden an die Küste, nach Buckroe Beach. Stundenlang saßen wir in einem Restaurant mit Blick auf die Segelbote, die im Hafen vertäut waren, redeten und aßen. Vor uns türmten sich Berge goldbrauner Nachos auf, dazu viel Käse, Guacamole und Sourcream. Jeder Bissen war knackig und klebrig, verteufelt lecker.

In Virginia wurden mir auch die sogenannten Salad Bars zum Verhängnis, Riesenbüffets mit allen erdenklichen Sorten Rohkost und Wahnsinnsdesserts. »All you can eat« für zehn bis fünfzehn Dollar. War der Tellerboden erst mal mit Grün belegt, wurde er großzügig mit Fleisch in verschiedenen Zubereitungen und viel Käse aufgefüllt. Das Topping bestand aus Sahnedressing und riesigen Croutons. Dazu Baked Potatoes mit Sour Cream oder in Butter geröstetes Brot – und hinterher die fette Versuchung: American Ice Cream auf Brownies oder Cookies mit Schokosoße und Schlagsahne.

Ich wusste bereits, dass nicht alles gesund war, was man an solchen »Salattheken« erstand, aber ich konnte und wollte mich nicht zurückhalten. Zu dieser Zeit war das schlechte Gewissen mein ständiger Begleiter. Es schwieg, bis das letzte bisschen Eiskrem auf der Zunge zergangen war, dann überfiel es mich hinterrücks.

Bald schlug sich mein neues Essverhalten auf der Waage nieder. Die Kilos kamen so schnell zurück, wie ich sie verloren hatte. Zu meinem Unglück kam dazu auch noch Haarausfall, meine Haut wurde schlecht, die Nägel brüchig. Vor der Heimreise ließ ich mir das Haar schneiden, tauschte meine wilde Mähne gegen einen Bürstenschnitt. Wieder einmal verwechselte ich Ursache und Wirkung. Niemand hatte mir beigebracht, dass mein Körper verspätet auf den Raubbau reagierte, den ich mit meiner Radikaldiät betrieben hatte. In meiner Vorstellung fiel mein Haar aus, weil ich so zunahm, und nicht wegen des vorangegangenen monatelangen Nährstoffmangels.

Wenige Wochen später wartete in der Ankunftshalle des Berliner Flughafens eine Mutter und suchte mit Blicken ihr Kind. Als ich direkt vor ihr stand, hob ich die Hand.

»Hallo, Mutti.«

Zu diesem Zeitpunkt wog ich 80 Kilo, ein neuer Rekord, und meine Frisur hätte eher zu einem GI auf Heimaturlaub gepasst.

»Oh, mein Gott!«

Der Schrecken stand meiner Mutter noch ins Gesicht geschrieben, als sie mich feste in ihre Arme schloss. Auf der Fahrt nach Hause wiederholte sie immer wieder, offenbar erschrocken über sich selbst:

»Und ich erkenne mein eigenes Kind nicht wieder!«

Ich lächelte sie freundlich an. Im Grunde konnte ich sie verstehen.

Bühne frei

Zurück in Waren stand ich vor einer Entscheidung. Ich hatte die Welt gesehen und fühlte mich stark wie nie, bereit für das Leben, nur wusste ich nicht, wie ich es beginnen sollte. Die Freiheit, die mit der Wende anbrach, brachte auch Unsicherheit. Was lernst du, wenn dir alle Berufe und Ausbildungen offenstehen? Wohin gehst du, wenn es keine Grenzen gibt?

Ich wusste nur eines: Ich wollte meine Leidenschaft zum Beruf machen. Mich in Gesang, Tanz und Schauspiel ausbilden lassen. Nach Jahren in verschiedenen Tanzgruppen, in Chor- und Theater-AG an der Schule und als Choreografin des Faschingsclubs des Gymnasiums erschien mir das mehr als folgerichtig.

Ich träumte von Hamburg, der Hafenstadt, wo Containerschiffe aus allen Weltmeeren vor Anker lagen, wo Studenten sich auf der Reeperbahn ungeniert mit der Halbwelt mischten und Fußball dank Sankt Pauli und seinen Fans Kultstatus hatte. Hamburg, Stadt des Musicals, wo ich an einem Abend nach der Wende weinend in den Zuschauerrängen des Deutschen Theaters gesessen und meine eigene Zukunft gesehen hatte, mit einer Klarheit, die mir den Atem nahm.

Kurz und gut, ich träumte von einer Ausbildung an der Stage School, der größten privaten Schule für Performing Arts in Deutschland. Leider hatte ich einem kleinen Wörtchen zu wenig Beachtung geschenkt: »Privat« hieß »teuer«, und meine Familie war nicht vermögend. Abgesehen von dieser nicht ganz unwesentlichen Tatsache, stand meine Mutter meinen Berufswünschen abwartend bis skeptisch gegenüber. Sie wünschte sich vor allem Sicherheit für ihr Kind, eine solide, zukunftsträchtige Ausbildung, und wer wollte ihr das verdenken?

Schließlich landete ich sechs Monate später, nach einem »Öko-
logischen Jahr« im Müritz-Nationalpark und im Müritzeum,
einem Aquarium in Waren, nicht in Hamburg, sondern an der
Berliner Universität. Der Kompromiss zwischen meinen Träumen und dem Sicherheitsbestreben meiner Eltern bestand in
der Aufnahme eines Studiums in Publizistik. Gewissermaßen
»machte ich in Medien«, und fürs Erste würde ich mich damit
zufriedengeben.

Natürlich bot sich bald ein Schlupfloch. Im Studentenwohn-
heim im ruhigen Stadtteil Zehlendorf, unweit der Freien Universität, lernte ich angehende Tiermediziner kennen, die einen
kleinen Spleen hatten: Wie ich liebten sie Musicals. Wir nutzten
jede freie Minute, um uns Studentenproduktionen anzusehen,
bewegten uns in Künstler- und Schauspielerkreisen. Nach wenigen Monaten verbrachte ich mehr Zeit in den Zuschauerrängen
großer und kleiner Häuser, experimenteller und traditioneller
Theater sowie Laien- und Studentenbühnen als im Hörsaal.

Damals bescherte eine Fünfzigerjahre-Revue namens »Blue
Jeans« dem Theater des Westens monatelang ausverkauftes
Haus. Ich sah mir das Stück wohl ein Dutzend Mal an – zum einen weil ich im Rock 'n' Roll die Musik meines Vaters wiederfand,
zum anderen weil ich mich in einen der Hauptdarsteller verguckt
hatte: einen muskulösen dunkelblonden Jungen mit kurzem
Haar, warmer Stimme und fantastischer Körperspannung.

Als ich ihn Wochen später auf einer Premierenfeier wiedersah,
erlebte ich mein blaues Wunder. Nick, so hieß der Schöne, hielt
den ganzen Abend Händchen mit einem anderen Mann. Auf der
Bühne hatte er einen GI gegeben, schwerer Gang, blaue Augen,
einer, nach dem sich Frauen verzehren. Hier war er ein anderer

Mensch. Sosehr mich diese Verwandlung verwunderte, so faszinierend war sie für mich. Das also hieß Schauspielen. Auf der Bühne konntest du deine Haut abstreifen und die Farbe wechseln wie ein Chamäleon. Das wollte ich auch.

Damals ahnte ich nicht, dass ich schon ein gutes Jahr später mit Nick in Bonn bei einer Produktion der »West Side Story« zusammenarbeiten würde. Er war ein großartiger Schauspieler und ein ebenso liebenswürdiger Kollege. Man sieht sich immer zwei Mal, heißt es.

Die Berliner Szene war damals offen, im Fluss. Unter Sängern und Tänzern fand ich neue Freunde und lernte, dass es nicht nur einen, sondern viele Wege gab, die auf die Bühne führten. Offenbar brauchte Talent keine Privatausbildung an einer teuren Stage-Schule, um sich zu entfalten. Es gab ganz andere Möglichkeiten.

Auf Anraten meiner neuen Bekannten begann ich, studienbegleitend Unterricht bei bekannten Tanz-, Gesangs- und Schauspiellehrern zu nehmen. Ich steppte, trainierte Ballett, übte meine Stimme in klassischem, Musical- und Pop-Gesang. Ich erarbeitete mir mithilfe meiner Lehrerin Atem- und Sprechtechnik, Text- und Szenenarbeit und übte mich in Improvisation.

Je mehr ich meinen Traum lebte, desto weniger ging ich studieren. Ich fühlte mich gut dabei, ich fühlte mich immer besser, aber das Ganze hatte zwei winzig kleine Fehler. Der eine hieß »Mama« – es bereitete mir wenn nicht Schuldgefühle, so doch Gewissensbisse, dass sie mich in meiner Studierstube sah, den Kopf voller komplexer Gedanken, während ich mit beschlagenen Sohlen Ginger Rogers nacheiferte. Der andere war, wie könnte es anders sein, meine Beine. Immerhin sollten sie mich auf die Bretter tragen, die die Welt bedeuteten.

Das Problem mit meiner Mutter schaffte ich irgendwann aus der Welt. Wiederholt hatte sie am Telefon gefragt: »Was macht eigentlich dein Studium, Madlen? Du erzählst gar nicht mehr davon«, und ich hatte mich in Halbwahrheiten geflüchtet oder war mit geschickten Manövern ausgewichen. Jetzt beschloss ich, reinen Tisch zu machen. Als meine Mutter erfuhr, dass ich das Universitätsgelände seit Monaten nicht mehr betreten hatte, sog sie hörbar die Luft ein. Ich ließ sie erst gar nicht zu Wort kommen. Schwärmte von meinen neuen Bekannten und der Berliner Experimentierfreude, von meinen Fortschritten im Stepptanz und meinen Gesangsstunden.

»Wusstest du, dass Singen glücklich macht?«, fragte ich atemlos. »Glücklich und froh? Wenn du singst, kann es passieren, dass du plötzlich auflachst, und du weißt nicht, warum. Das ist, als würde etwas tief in dir drinnen befreit, das schwingt sich auf, und du möchtest lachen vor Glück. Manchmal kommen dir auch die Tränen, du wirst vollkommen von deinen Emotionen übermannt. Auch das ist wunderbar, ein wunderbares Erlebnis.«

Als ich geendet hatte, gab mir meine Mutter mit einem Seufzen ihren Segen.

Barack Obama und die Rubens-Damen

Kürzlich fragte mich eine Bekannte, warum ich ausgerechnet einen Beruf gewählt habe, bei dem das Aussehen eine so große Rolle spielt. Schlankheitswahn und Schönheitsideale findet man in allen Bereichen der Gesellschaft, aber im Showbusiness sind sie wohl mit am stärksten ausgeprägt. Ich dachte einen Augenblick nach, während ich mir die Antwort zurechtlegte.

»Das Singen, Tanzen und Spielen, das war zuerst da«, erklärte ich dann. »Das Beinproblem kam später, und ich war nicht bereit, mich von ihm bestimmen zu lassen. Im Grunde hatte ich gar keine Wahl. Mein Wunsch, als Schauspielerin und Sängerin zu arbeiten, war so unbedingt, dass er keine Zweifel zuließ. Nichts anderes kam für mich infrage.«

Außerdem wollte ich nie Model werden. Meine Berufung lag im Tanz, im Gesang, im Rollenspiel, in jenen Bühnenmomenten, in denen du dich selbst vergisst und ganz in einem Charakter aufgehst.

Sicher spielte meine Natur, meine ganz persönliche Leidenschaft, hier eine entscheidende Rolle, aber auch von einem distanzierten Standpunkt aus erscheint mir meine Entscheidung heute die einzig richtige.

Zwar litt ich schon mit Anfang zwanzig, als ich in Berlin begann, Gesangs-, Tanz- und Schauspielstunden zu nehmen, an Arthrose, einer Folge der Unterversorgung, der ich meinen Körper mit den Radikaldiäten ausgesetzt hatte. Meine Kniegelenke knarzten bei jedem Sprung wie eine Tür, die du zehn Jahre nicht geölt hast. Ich habe mir viel Schönes und Angenehmes versagt, und ich habe meinem Körper oft die Schuld an kleineren Misserfolgen gegeben. Aber das, was mir im Leben mit am wichtigsten war, habe ich nicht verraten – ich habe meinen Traum gelebt, auch wenn es manchmal nicht leicht war.

Nichts anderes kann ich Betroffenen raten. Dicke, unförmige und schmerzende Beine sind nicht schön, und in der heutigen Gesellschaft sind sie in vielen Bereichen ein Hemmnis, aber du allein bestimmst, wie weit du mit ihnen kommst. Gibst du deinem Leiden zu viel Raum, riskierst du, darüber das Leben zu vergessen.

Ray Charles war blind und wurde Musiker, Sir Elton John leidet an Epilepsie, Barack Obama wurde der erste schwarze US-amerikanische Präsident. (Dunkle Haut ist keine Krankheit – aber in der Politik der Vereinigten Staaten, wo noch in den 60ern afroamerikanischen Bürgern das Wahlrecht verweigert wurde, ist es ein Handicap, schwarz zu sein.)

Sind ein Paar unförmige Beine wirklich Grund genug, die Öffentlichkeit zu scheuen oder, ganz generell, Herausforderungen aus dem Weg zu gehen? Ich denke nicht.

Wer weiß, wie viele berühmte Frauen der Vergangenheit an Lipödem litten? Hier ist viel Raum für Spekulation. Womöglich litten die Frauen, die der Barockmaler Peter Paul Rubens porträtierte und die der sogenannten Rubensfigur ihren Namen gaben, unter der Fettverteilungsstörung? Oder Marieka Rökk hatte schwere Beine und trug beim Flickflack Kompressionsstrümpfe? Denkbar ist alles.

Ich habe von einer Marathonläuferin gehört, die Lipödem jahrelang mit der sogenannten konservativen Behandlungsmethode (regelmäßigere Lymphdrainage und Kompressionskleidung) in Schach hielt, bis sie sich für eine Operation entschied. Ihr Beispiel zeigt, dass die Krankheit kein Grund ist, den Kopf in den Sand zu stecken. Nur wenn du es zulässt, bestimmt Lipödem dein Leben.

Ich weiß nicht, ob und wie viele Engagements mir wegen Lipödem versagt blieben, und im Grunde will ich es auch nicht wissen. Ich spiele auf Theaterbühnen und im Fernsehen, ich singe in zwei Bands und lasse mir in meiner freien Zeit kein Spiel des 1. FC Köln entgehen.

Schon lange vor der Diagnose gab es Momente – beispielsweise im Fanblock meines Vereins im Kölner Stadion –, da ich alles um mich herum vergaß und meine Beine gewissermaßen nicht spürte. Unbekümmerte, glückliche Augenblicke.

Mein Leben ist so, wie ich es mir immer gewünscht habe, auch wenn ich mir manches erkämpfen musste. Selbst wenn sich nicht plötzlich und vollkommen unverhofft eine Lösung für mein Problem ergeben hätte, würde ich mich zufrieden schätzen.

Eine Frage des Typs

Nicht Lipödem brachte mich um mein erstes großes Bühnenerlebnis, sondern mein armes linkes Knie. Aber ich will nicht vorgreifen.

Ich war im zweiten Jahr meiner privaten Ausbildung, als mich meine Freundin Isabel überredete, an einer sogenannten Audition teilzunehmen, einem Casting für ein Musical. An der Oper Bonn inszenierte die großartige Choreografin Melissa King ausgerechnet meine geliebte »West Side Story«. Ich war 22 Jahre alt und sozusagen noch grün hinter den Ohren. Eben erst hatte ich meinen ersten Schritt in die Bühnenwelt getan, und nun sollte ich mich mit gestandenen Musicalgrößen messen? Ohne die Überredungskünste meiner Freundin wäre ich nie gefahren.

Nach einer Nacht in einer Bonner Jugendherberge betraten wir morgens das Operngebäude. In der Lobby fiel meiner Freundin ein, dass wir keinen Lebenslauf vorbereitet hatten, und während die anderen sich umzogen, kritzelten wir das wenige, was wir an Erfahrung zu bieten hatten, mit Kuli auf zwei Blatt Papier, die uns ein freundlicher Pförtner geschenkt hatte.

Kaum war ich hinter Isabel in den Ballettsaal getreten, in dem die Audition stattfand, wollte ich wieder umkehren. Auf dem Tanzparkett tummelten sich Berliner Bühnenstars. Ich hatte sie von der Zuschauertribüne des Theaters des Westens aus bewundert, und nun sollte ich sie in einem Wettbewerb ausstechen? Mir erschien das anmaßend. Während ich versuchte, mich in einer Ecke des Raumes unsichtbar zu machen, wirkten die anderen tiefenentspannt. Das war wie ein Klassentreffen. Küsschen hier, Küsschen da. Hallo, wie geht's. Du auch hier, Darling?

Für mich war das eine Fremdsprache, ich wusste nicht, dass sich hinter solchem Geplänkel alles Mögliche verstecken kann – auch Lampenfieber und Unsicherheit. Damals unternahm ich gar nicht den Versuch mitzutun. Stattdessen bemühte ich mich, mich beim Aufwärmen zu sammeln. Wenn ich schon hier war, musste ich mich nicht auch noch blamieren.

Nachdem wir die Choreografie bekommen und einstudiert hatten, begann das Vortanzen, zu dritt, Männer und Frauen getrennt.

Die Jury bestand aus Melissa King, dem musikalischen Leiter und dem Regisseur der Produktion. Persönlichkeiten mit Pokerface hinter Tischen, die mit Notizblock und Stiften bestückt waren. Wer sich Castingshows wie »DSDS«, »Das Supertalent« oder »GNTM« im Fernsehen ansieht, kennt das Prozedere.

Ich schluckte, als ich begriff, dass ich in einer Gruppe mit Alex vortanzen würde, einer erfolgreichen jungen Schauspielerin, die ich aus Berlin kannte. Sie war nicht nur erfahrener als ich, sondern auch fünfzehn Zentimeter größer und gefühlte fünfzehn Kilo leichter. Blondes langes Haar, Beine bis zum Hals. Modelmaße. Das gewisse Etwas. Mit meinen flachen Jazztanzschuhen fühlte ich mich plötzlich beinahe verschwindend klein – und viel zu dick.

Dann kam das Adrenalin und spülte alle Bedenken aus meinem Kopf. Es war, als tanzte ich um mein Leben. Ich schmiss die Beine höher als je zuvor, drehte Double Turns und legte alles, was ich an Gefühl zu bieten hatte, in meinen Tanz. Am Ende blieb ich fehlerfrei.

Natürlich rechnete ich mir trotzdem keine Chancen aus. Als plötzlich meine Nummer aufgerufen und ich damit zur nächsten Runde zugelassen wurde, dem Vorsprechen, konnte ich mein Glück kaum fassen.

Mit weichen Knien las ich mir das Skript durch. Mein Text, ein Auszug aus dem Part einer jungen Jet-Frau, war ein Klacks. Daran würde es nicht scheitern. Wieder ließen sie mich mit Alex vorsprechen. Wieder kamen wir beide weiter.

Die größte Herausforderung bestand für mich im Singen. Auf der halbdunklen Opernbühne, begleitet von einem Pianisten, sollten wir einen Song unserer Wahl interpretieren. Zu jener Zeit stand ich noch am Anfang meiner Gesangsausbildung und beherrschte das sogenannte Belting noch nicht perfekt, eine Technik, bei der ein besonderer, durchdringender Klang erzielt wird und die beim Musical gang und gäbe ist. Ich sang Aldonzas »Man Of La Mancha« aus dem gleichnamigen Musical, ein Lied, dass man sehr ausdrucksstark und temperamentvoll, beinahe wütend interpretieren kann.

Als ich spürte, dass ich die Vokale viel offener und weiter vorne im Mundraum bildete als sonst und zum ersten Mal richtig aus dem Bauch heraus stützte, als ich hörte, wie mein Gesang die Bühne, ach was, den ganzen riesigen Saal ausfüllte, erschrak ich. Ich beltete! Ich sang noch, als der musikalische Leiter abwinkte.

»Ja, danke, Madlen. Du hörst von uns.«

Während der Heimfahrt schwiegen wir. Meine Freundin Isabel war nach dem Vortanzen ausgeschieden, und ein vages Gefühl von schlechtem Gewissen mischte sich in den Stolz, es bis in die letzte Runde geschafft zu haben.

Während sich die Landschaft draußen vor den Zugfenstern veränderte, ging mein Blick nach innen. Ich spürte, dass die Erfahrung an der Bonner Oper wichtig war, egal, ob ich genommen würde oder nicht. Mit meinen dicken Beinen war ich genauso weit gekommen wie eine ungleich schlankere Kollegin. Ja, nicht einmal im direkten Vergleich mit dieser Gazelle war ich unterlegen. Vielmehr schien es, als hätte der Jury der Kontrast zwischen uns gefallen: blond versus rothaarig, schlank, fast knabenhaft versus weiblich, kühl versus lebhaft.

Seit den Niederlagen an der Leipziger und Berliner Ballettschule lebte ich gewissermaßen mit angezogener Handbremse: Stets war ich darauf gefasst, ja ich wartete insgeheim sogar darauf, dass man mich aufgrund meiner Beine abwies.

Als wir spätabends im Berliner Bahnhof Zoo einfuhren, fühlte ich mich wie befreit. Vielleicht würde es mir eines Tages gelingen, meinen Körper zu akzeptieren, obwohl er mir nicht gefiel. Vielleicht musste ich einfach nur lernen, das Beste aus meinem Typ zu machen.

Du bist, wie du bist

Man sagt, Kleider machen Leute. Ich bin mir da nicht so sicher.

Wegen meiner Beine begann ich notgedrungen sehr früh, viel Zeit in meine Garderobe zu investieren. Besonderen Spaß machte es mir nicht.

Ich war im zweiten Jahr meiner privaten Ausbildung, als meine Mutter mich zu einer Aufnahmeprüfung an einer Staatlichen Musicalschule in Wien begleitete. Die Ausbildung dort würde noch einmal zwei weitere Jahre dauern – doch ich wollte so viel wie möglich lernen, mich so gut als möglich auf meine künstlerische Zukunft vorbereiten.

Es war Frühling und ich etwas kräftiger, als es mir lieb war. Als wir morgens durch die breiten hellen Alleen liefen, bewunderte ich die jungen Mädchen, deren Beine in kurzen Shorts und geblümten Röckchen steckten, von denen ich nur träumen konnte. Sie wirkten so leichtfüßig und unbekümmert, zart wie der erste Sonnenschein, der dir nach einem langen Winter über die Wange streicht.

Ich selbst verbarg meine Beine und Schenkel unter einem knöchellangen, klein kartierten blauen Wickelrock, darüber trug ich eine weite Bluse. »Schlabberig« könnte man auch sagen.

Abgesehen von dem Licht und der Wärme, ist mir von diesem Tag nicht mehr viel in Erinnerung geblieben. Ich weiß nicht einmal mehr, wie die Schule aussah. Wie viele Mitbewerber ich hatte. Fünfzig? Sechzig? Es werden genug gewesen sein.

Die Prüfung begann mit einem Vorsingen, das für mich auch schon das Ende war.

Während ich vor einer mehrköpfigen Jury mein Paradestück »Man of la Mancha« interpretierte, war die Welt noch in Ordnung. Ich sang selbstbewusst und sicher. Gefühlvoll und fehlerfrei.

Als ich endete, durchströmte mich heißes Glück. Besser hätte es nicht laufen können.

Eine halbe Stunde später kam die Ernüchterung – für mich hieß es Kofferpacken. Man hatte mich nicht einmal zur nächsten Runde zugelassen.

Natürlich fragte ich nach dem Grund der Ablehnung.

»Was haben Sie eigentlich für Vorstellungen?«, gab eine Frau mittleren Alters, die der Jury beisaß, zurück, und ich meinte, Empörung aus ihrem Tonfall herauszuhören.

Bevor ich zu einer Erwiderung ansetzen konnte (ohnehin wusste ich nicht, wie ihre Frage gemeint war und was ich darauf sagen sollte), fasste sie nach:

»Sie können doch hier nicht in C&A-Klamotten aufkreuzen. Sie müssen sich anständig kleiden lernen. Figurbetont.«

Ungläubig sah ich sie an. Das sollte der Grund für mein Ausscheiden in der ersten Runde gewesen sein? C&A-Klamotten?

»Und was ist mit meinem Gesang?«, hakte ich nach.

»Das war gut.« Sie nickte. »Sie haben sehr gut gesungen.« Rasch
wandte sie sich einem anderen Bewerber zu, als hätte sie schon
zu viel Zeit mit mir vertan.

Auf der Rückfahrt nach Berlin arbeiteten die Worte der Ausbil-
derin in meinem Kopf. Zu meinem Unglück hatte sie den Nagel
auf den Kopf getroffen: Das Kleid und die Bluse stammten tatsächlich aus der Frauenabteilung von C&A. Was aus dem Mund
der Frau wie ein Schimpfwort klang, war für mich ein ganz nor-
males Geschäft, in dem ich Stücke fand, die ich mit meiner
»schwierigen« Figur tragen konnte und die während der kost-
spieligen Ausbildung, die ich mithilfe eines Nebenjobs aus eigener Tasche finanzierte, für mich bezahlbar waren.

Offenbar war ich vollkommen schief gewickelt. Ich glaubte an
Kunst und Ausdruck, wo zuallererst das Äußere gefragt war.
Wollte ich weiterkommen, musste ich wohl oder übel an mei-
nem Stil arbeiten.

Nur wenige Monate später – ich hatte zu diesem Zeitpunkt bereits das Engagement an der Bonner Oper in der Tasche – gab
ich der staatlichen Ausbildung eine letzte Chance.

Wieder ging es nach Wien, diesmal zu einer Aufnahmeprüfung
am Konservatorium, für mich eine der besten Schulen überhaupt. Diesmal würde ich nicht denselben Fehler noch mal be-
gehen. Als ich das altehrwürdige klassizistische Gebäude betrat,
trug ich eine schwarze Marlene-Hose, die ich aufgrund meiner
ungewöhnlichen Maße hatte schneidern lassen, und eine hautenge, knallrote Satinbluse.

Während sich die Reihen um mich herum lichteten, überstand ich den ersten Tag und den zweiten, Prüfungen in Improvisation und Textarbeit, Tanz, Gesang und Gehörbildung in Theorie und Praxis. Trotz des Wettbewerbs herrschte Workshopstimmung im besten Sinne. Wir, meine Mitbewerber und ich, sangen, tanzten und spielten uns die Seele aus dem Leib. Wir wurden immer besser, euphorischer. Wir waren jung und eine Welt, von der wir immer geträumt hatten, stand uns offen.

Am letzten Tag der Prüfung waren zehn von uns übrig. Sieben würden genommen werden.

Das Finale war eine Gesangsprüfung – und jeder von uns zitterte diesem entscheidenden Moment entgegen, als ginge es um sein Leben. Statt eines meiner Paradestücke zu zeigen – einen Song aus der »West Side Story« voller Leidenschaft und Temperament –, wählte ich »Home«, einen Song aus dem Musical »Beauty And The Beast«, das wenige Jahre zuvor am Broadway uraufgeführt worden war und auf dem gleichnamigen Disney-Film basierte.

Schon während ich sang, spürte ich, dass meine Wahl nicht aufging. Mein Rollen-Ich »Belle« war, was wir beim Musical ein »typisches Disney-Liebchen« nennen. Zart und sanftmütig, der verzeihende, zurückhaltende Typ Frau. Wenn sie singt, wird alles Wehmut und Weltschmerz.

Mir lag das Lustvolle und Lebendige. Wenn ich gut war, sang ich klar und kraftvoll, aus dem Bauch heraus.

Nach einer halbstündigen Beratung der Jury war alles zu Ende. Auf den letzten Metern, das Ziel zum Greifen nahe, war ich ausgeschieden.

Wie ich schon ahnte, war ich an meiner Songauswahl gescheitert. Ein Juror bescheinigte mir, dass »Belle«, die sanfte Schöne aus »Beauty And The Beast«, mir das Genick gebrochen hatte.

»Ich weiß, dass Sie auch anders können«, erklärte mir der Mann. »Aber andere Kollegen waren nicht dabei, als die Vorauswahl getroffen wurde. Die haben Sie heute zum ersten Mal gehört. Sie sollten mehr Vertrauen in Ihre Stärken haben. Zeigen Sie, worin Sie unverwechselbar sind.«

Zu meiner Überraschung sprach der Dozent noch ein Thema an, das nichts mit meinem Gesang, Tanz oder Schauspiel zu tun hatte.

»Frau Kaniuth«, sagte er freundlich. »Eines ist mir vollkommen unverständlich. Warum haben Sie sich jedes Mal umgezogen, wenn Sie auf die Bühne mussten? Warum zwängen Sie sich in ein enges Bühnenoutfit, wenn Sie sich ganz offensichtlich in legerer Kleidung viel wohler fühlen?«

Offen erzählte ich ihm von der frustrierenden Erfahrung, die ich wenige Monate zuvor an einer anderen Wiener Schule gemacht hatte.

»Ich habe beherzigt, was Ihre Kollegin mir sagte. Ich dachte, das bringt mich weiter.«

Jetzt lächelte der Mann. »Wichtig ist, dass Sie sich wohlfühlen«, sagte er mit Nachdruck. »Dann treten Sie viel sicherer auf.«

Obwohl die Entscheidung der Jury für mich viel leichter nachzuvollziehen war als beim letzten Mal, brach wieder einmal eine Welt zusammen.

Weinend saß ich auf den Steinstufen an einem Seiteneingang des Konservatoriums, als der Schuldirektor, ein herzlicher Mann mittleren Alters, zu mir trat und mich leicht an der Schulter berührte.

»Darf ich fragen, warum Sie so traurig sind?«, fragte er freundlich.

Ich war völlig aufgelöst. Unter Schluchzen brachte ich hervor, wie gerne ich hier studiert hätte. Wie gut mir das Konservatorium gefiel und dass ich langsam den Mut verlor. Vielleicht war ich einfach nicht gut genug? Zu oft hatte man mich an staatlichen Schulen abgelehnt.

Der Mann betrachtete mich ruhig. »Sie sind gut, Madlen«, sagte er, und es klang wie eine einfache, vollkommen sachliche Feststellung. »Machen Sie unbedingt weiter. Sie sagen, Sie haben bereits ein Engagement für eine Spielzeit an der Bonner Oper? Was wollen Sie mehr? Sie brauchen uns nicht, um Ihren Weg zu gehen.«

Solches Lob war selten – erst recht aus dem Mund eines Experten. Je mehr Mut mir der Schulleiter zusprach, umso heftiger musste ich weinen. Unter Tränen lächelte ich ihn an. Aus dem, was sich eben noch wie eine unerträgliche Niederlage angefühlt hatte, war plötzlich Bestätigung geworden.

Das Gespräch auf den Treppen des Konservatoriums werde ich nie vergessen. Manchmal sind ein paar Minuten, ein paar freundliche Worte genug für ein ganzes Leben. Ich begriff, dass es nicht immer ein Falsch und ein Richtig gab, nicht immer nur einen Weg, der ans Ziel führte.

Wichtig war nur, im Einklang mit sich selbst zu sein.

Nach den Tagen in Wien bewarb ich mich nie wieder an einer staatlichen Schule. Dieser Weg war nicht meiner, und es war ganz in Ordnung so.

Ich wurde selbstbewusster im Auftreten – und auch in der Art, wie ich mich schminkte und kleidete. Endlich hatte ich verinnerlicht, was mir schon die Audition in Bonn gezeigt hatte: Nur wenn du dich nicht versteckst oder verkleidest, sieht man dich. Und nur wenn du gesehen wirst, kommst du weiter.

Heute ist das Thema Mode allgegenwärtig. Illustrierte, Radioratgeber und TV-Boulevardsendungen bringen täglich Modetipps und Typberatung für Frauen jeden Alters. Modeketten bieten Kleider in allen Größen zu erschwinglichen Preisen – guter Geschmack ist längst keine Frage des Geldes mehr. Jeder – so der Tenor in den Medien – kann sich gut verkaufen, wenn er es nur geschickt genug anstellt.

Wenn man wie ich an Lipödem leidet, gestaltet sich die ganze Angelegenheit leider wesentlich schwieriger. Viele Betroffene erleben ihren Unterkörper als fremd, als unzugehörig oder unpassend. Was ihnen abgeht, ist ebenjenes Gefühl von innerem und äußerem Gleichgewicht, das so entscheidend für selbstbewusstes Auftreten ist.

Als Lipödem-Patientin musst du deine Problemzonen auf eine viel umfassendere Art kaschieren als andere Frauen, wenn du gängige Ideale auch nur ansatzweise erfüllen willst. Verhüllen gehört zu deinem täglichen Geschäft, so unschön es ist und so ungern ich es sage.

Ich habe früh gelernt, als Schauspielerin zwischen »privater« und »öffentlicher« Garderobe zu unterschieden. In meiner Freizeit mochte ich schon immer, was lässig war: bequeme und locker sitzende Kleidung, die Problemzonen kaschierte und Vorteile betonte, ohne mich ganz zu verhüllen.

Ich hätte ein Königreich für eine normale Jeans gegeben – aber dieser Wunsch blieb unerfüllbar. Fand ich einmal eine, die mir passte, trug ich dazu ein A-linienförmiges Oberteil: eine Bluse, ein Shirt oder eine Tunika, die locker über meine Hüften und Oberschenkel fiel. Die Herausforderung bestand darin, etwas zu finden, das die Hüfte umspielte, gleichzeitig aber die schlanke Körpermitte betonte.

Hosen waren überhaupt ein trauriges Thema. Für besondere Anlässe wie das Vorsprechen in Wien oder Auftritte mit meiner Stepptanzgruppe ließ ich mir Marlene-Hosen schneidern, da meine Konfektionsgröße an keiner Stange zu finden war. Das Ungleichgewicht (eine schlanke 36/38 versus Konfektionsgröße 42 und aufwärts) zwischen Ober- und Unterkörper beziehungsweise Bund- und Beinweite war schlicht zu unüblich. Inzwischen gibt es in allen Städten Schneider, die für wenig Geld gut arbeiten.

Lassen Sie sich etwas nähen, wenn die Stange nichts Passendes für Sie zu bieten hat. Wenn Sie in Ihrer maßgeschneiderten Hose durch die Stadt flanieren, sind Sie wenigstens die Einzige.

In späteren Jahren, als ich in Fernsehproduktionen auftrat, musste ich bei meiner »Berufskleidung« mit noch mehr Bedacht vorgehen. Wer einmal im Fernsehen aufgetreten ist, weiß, dass die Kamera nicht schmeichelt, im Gegenteil: Sie trägt rund fünf Kilo auf. Echte Schlankmacher für Frauen mit Po-, Hüft- und Beinproblemen sind A-linien-förmige Röcke, die knapp das

Knie bedecken, kombiniert mit eng anliegenden Oberteilen und High Heels. Aber ich musste unter Röcken und Kleidern immer Strumpfhosen oder Radlerhosen tragen, sonst wären meine Oberschenkel durch die ständige Reibung wund geworden.

Allerdings erlaubte mir die Schauspielerei auch, manche Kompromisse einzugehen, die ich im privaten Bereich nicht eingegangen wäre. War ein Teil aus dem Kostümfundus mal nicht ganz nach meinem Geschmack oder nicht hundert Prozent vorteilhaft, schloss ich es nicht gleich aus. Mein jeweiliges Rollen-Ich ist schließlich eine ganz andere Person als die private Madlen. Wenn so ein Charakter sich mal beim Shoppen vergreift, kann ich sozusagen nichts dafür.

Schauspielermentalität? Ein Trick meines Unterbewusstseins, entspannter mit einer unangenehmen Situation umzugehen? Wie auch immer – es hat über die Jahre ganz gut funktioniert.

Weniger dankbar war die Wahl passender Abendgarderobe.

Die Preisfrage ist: Wie verbirgst du deine wuchtigen Oberarme in einer Robe aus feinstem Taft, Tüll oder Seide?

Die Antwort können weite Ärmel aus leichtem, fließendem Stoff sein, eine schöne Stola oder ein transparentes Tuch. Ein paillettenbesetzter Bolero oder ein modisch-elegantes Kurzjäckchen.

Wer einmal herausgefunden hat, was er tragen kann, wird diese Liste um viele Kleidungsstücke ergänzen können. Auch in dieser Frage gibt es kein richtig oder falsch. Tragen Sie das, worin Sie sich wohlfühlen und was zu Ihnen passt. Und bleiben Sie vor allem Sie selbst.

Wer authentisch ist und sich natürlich gibt, wird weiterkommen. Notfalls auch mit unförmigen, dicken Beinen.

Weise Frauen

Heidi Walier, meine Berliner Schauspiellehrerin, goss das zarte Pflänzchen meines neu erwachten Selbstbewusstseins, wann immer es möglich war. Sie gehörte nicht zu den Dozenten, die dich klein machen, bevor sie dich wieder aufbauen. Sie holte ihre Schüler da ab, wo sie standen, arbeitete neben guter Technik mit Motivation und positivem Denken, Beharrlichkeit und Fleiß. Rückblickend war die gebürtige Französin mit dem Lockenkopf und dem wachen Blick eine jener Frauen, die mir halfen, meinen Weg zu gehen.

Walier gab mir während des Unterrichts einen Rat, den ich nicht vergessen habe.

»Madlen«, sagte sie ernst, »stell dir mal vor, du würdest die Energie, die du auf das Thema Essen und dicke Beine verwendest, im Unterricht freisetzen. Du würdest durch die Decke gehen!«

Damals murrte ich in Gedanken: »Leichter gesagt als getan«: Aber heute weiß ich, wie wertvoll ihr Rat war. Meine Beine waren nicht schön, aber die echte Tragik liegt rückblickend in den Stunden und Wochen, die ich mit dem Versuch vergeudete, sie zu verändern. Verlorene Zeit. Das ständige Gefühl des Scheiterns und der Unzufriedenheit mit dir selbst. Schuldgefühle.

Ich war lange Jahre so damit beschäftigt, mich zu disziplinieren, dass ich Beschwerden abtat, die mit der Krankheit einhergingen, und Schmerzen ignorierte. Natürlich fehlte mir auch der Vergleich – ich wusste nicht, wie sich gesunde Beine anfühlten.

Als endlich die Diagnose kam, hatte ich bereits damit begonnen, mein Selbstbild zu korrigieren. Ich hatte begriffen, dass ich mich zusätzlich strafte, indem ich mich beim Hungern verausgabte, mich vor anderen versteckte und von allem ausschloss, was Spaß machte. Dabei half mir keiner der Ärzte, die ich im Laufe der Jahre aufsuchte, auch nicht die Psychologin, von der später noch die Rede sein wird. Mir halfen Frauen mit Lebenserfahrung, Herz und einem Gespür für das Menschliche. Bis dahin war es jedoch noch ein weiter Weg.

Wenige Wochen nach der Audition in Bonn erhielt ich die ersehnte Zusage für die *West Side Story*. Man plante mich für die Rolle der »Velma« ein, eines attraktiven, lebensfrohen Jet-Mädchens, das kein Blatt vor den Mund nimmt. Ich war überglücklich.

Als ich mir in Bonn für die Probenmonate ein Zimmer zur Untermiete nahm, dachte ich, die Wohnung läge mit zwanzig Minuten Bahnfahrt zur Oper ziemlich zentral. Ich war Berlin gewohnt, wo ich oft an einem Tag zwischen Charlottenburg, Kreuzberg, Friedrichshain und Zehlendorf verkehrte. Falsch gedacht. Die Bahnfahrt machte mir wenig aus, aber mein Zimmer lag sozusagen im Niemandsland, in der Bonner Peripherie.

Ich genoss das Training und die Probenarbeit, aber mir fehlten die Abwechslung und Intensität der Ausbildung – beinahe fühlte ich mich unterfordert. Mein Vermieter war fast hundert, und das Bad mit einem so alten Mann zu teilen fiel mir schwer. Ohne eigene Küche wich ich mittags auf die Kantine aus oder aß auswärts.

Ungewohnt war auch der Umgang vieler Schauspieler untereinander. Aus Waren war ich Verbindlichkeit gewohnt – und hier löste man seine Bekanntschaften mit derselben Leichtigkeit, mit der man sie geknüpft hatte. Kurz, ich fühlte mich manchmal einsam, und darunter litt mein Essverhalten. McDonald's wurde der Hafen, den ich ansteuerte, wenn mein innerer Kompass nach Hause zeigte. Wieder einmal kämpfte ich mit meinem Gewicht und mit meinem Gewissen. Damals wog ich bei einer Größe von einem Meter 68 um die 70 Kilo. Ich hatte eine wunderbare Tänzertaille – aber meine Beine und Oberarme wirkten wuchtig.

Das Aus kam kurz vor der Premiere. Während der Proben hatte ich mir böse das Knie verdreht. Nun bestand Verdacht auf Kreuzbandriss. Trotz heftiger Beschwerden trainierte ich weiter – mit Knieschonern und Bandagen unter dem A-linienförmigen Röckchen, das ich selbst mit ausgesucht hatte und das meine schlimmsten Problemzonen auch beim Tanzen verdeckte.

Bei der ersten öffentlichen Bühnenprobe ließ ich mich in die Arme meines Tanzpartners fallen, wie es die Choreografie verlangte, das kranke Knie hielt der Belastung nicht stand, gab nach, ich stürzte und blieb liegen. Als ich wimmernd von der Bühne kroch, wusste ich, dass es zu Ende war. Zwei Tage vor der Premiere.

Mit einem bunten Plakat der Produktion, auf dem alle Kollegen unterschrieben hatten und das sie mir mit Blumen ins Krankenhaus brachten, trat ich auf Krücken den Rückzug an. Nach der notwendigen Knieoperation in Berlin nahm ich mein Urteil aus dem Mund eines Orthopäden entgegen.

»Jetzt werden Sie erst mal krankgeschrieben, Frau Kaniuth. Ein Jahr, dann können Sie wieder tanzen.«

»Können Sie mir nicht irgendwas geben?«, fragte ich hoffnungsvoll. »Fußballer spritzt man doch auch fit.«

Kopfschütteln war die Antwort, mit der ich mich begnügen musste.

Mein Knie zwang mich zur Entschleunigung, aber ich nutzte das nächste Jahr, um meine Schauspielausbildung abzuschließen.

Ich war voller Sorge, was die Zukunft anging, als sich ein Jahr später wieder eine Möglichkeit auftat, an einer Audition teilzunehmen. Gesucht wurde ein Musical-Show-Ensemble für einen Luxusliner. Als man sich für mich entschied, war ich überglücklich. An Bord eines Luxusliners würde ich zusammen mit anderen Kollegen die immer wieder wechselnden Passagiere den ganzen Sommer über unterhalten. Fünf Monate auf hoher See: Was gab es Schöneres?

Zu meiner Freude begann das Abenteuer in Hamburg, mit einer vierwöchigen Probenphase. Wieder einmal war ich genau da, wo ich sein wollte.

Zu sechst, drei Männer und drei Frauen, heuerten wir auf der MS »Arkona« an, einem Kreuzfahrtschiff, das das Mittelmeer und den Atlantik, die Nord- und Ostsee befuhr. Von Mai bis Oktober unterhielten wir Passagiere mit unseren Shows, mal auf dem Sonnendeck bei Poolpartys, mal auf der großen Bühne im Bauch des Ozeanriesen oder in den verschiedenen Schiffsbars. Der Kostümfundus war unerschöpflich. Zwanziger-Jahre-Glitzerkleidchen mit Federboas, Petticoats, Abendroben. Schrilles und Schönes, Kleider für Göttinnen und Lebemädchen. Alles ganz nach meinem Geschmack.

Später erfuhr ich, dass die »Arkona« und ich eine gemeinsame Geschichte hatten. Nachdem die DDR das ehemalige »Traumschiff« aus der gleichnamigen ZDF-Serie vom kapitalistischen Westen erworben hatte, durchkreuzte sie als einer von drei Luxuslinern unter der Flagge des Arbeiters-und-Bauern-Staates die Weltmeere. Die Reisen vergab man als besondere Belohnungen, und nicht selten geschah es, dass einer der privilegierten Passagiere sie zur Flucht in den Westen nutzte. Auf den DDR-Urlauberschiffen gab es von 1961 bis 1989 insgesamt 233 Fluchtversuche, darunter 225 geglückte.

Als ich auf der »Arkona« anheuerte, wirkte sie gegenüber den neueren Ozeanriesen klein und beinahe rührend altmodisch.

Ich liebte das Leben an Bord, das Gefühl, während sogenannter Seetage ununterbrochen unterwegs zu sein. Hochseerituale wie die »Neptunstaufe« beim ersten Überqueren des Äquators. Stippvisiten in den schönsten Städten der Welt: Barcelona, London, Lissabon, Montreal, Saint-Malo und hundert anderen. Denke ich heute an die Kreuzfahrt zurück, sehe ich einen verwunschenen Ort in Norwegen, den Geirangerfjord, vor mir. Eisgletscher in gleißendem Sonnenlicht, steil aufragende Felswände und das tiefe Blau des Meeres. Eine magische Landschaft. Ein Klima, in dem ich auflebte. Was ich damals nicht wusste, aber intuitiv mitbekam, war, dass Kälte mir wohltat. Erst Jahre später erfuhr ich, dass Wärme Lipödem-Patientinnen schadet. Kein Wunder, dass ich am Geirangerfjord auf so umfassende, auch körperliche Art glücklich war.

Auf den Weltmeeren war jeder Tag ein Erlebnis. Sogar der Sturm, der einmal mit Windstärke zwölf die »Arkona« vor sich hertrieb wie ein Spielzeugbot und beinahe den Bordbetrieb

lahmlegte, indem er Passagiere und Besatzung seekrank machte, begrüßte ich als willkommenes Abenteuer. Mein Vater war
zu DDR-Zeiten bei der Marine gewesen, und ich hatte mir eine
kindliche Begeisterung für die Weltmeere und das Leben auf hoher See bewahrt.

Natürlich waren meine Beine auch an Bord der »Arkona« ein
Thema. Ich machte täglich Übungen, schwamm im Pool und
trainierte im Fitnessbereich. Während der Reise waren wir
Schauspieler privat versichert, und der Schiffsarzt verschrieb
mir Massagen. Die Physiotherapeuten an Bord verfügten damals über eine neue Behandlungsmethode gegen Cellulitis:
Lymphdrainagen mit Plastikfolienwickel. Ohne zu wissen, dass
ich damit eine unerkannte Krankheit richtig behandelte, ließ
ich meine Beine bereitwillig einwickeln. Danach fühlten sie sich
gut an, weich und entspannt. Auch schlanker als sonst.

Erst später erfuhr ich, was bei einer sogenannten Lymphdrainage eigentlich vor sich geht. Bei der manuellen Form regen Physiotherapeuten, Heilpraktiker oder Phlebologen mit sanften
massierenden Handbewegungen den Lymphabfluss an. Flüssigkeit, die sich zwischen den Zellen angesammelt hat, gerät in Bewegung und wird wieder ins Blut abtransportiert. Schwellungen, die sich durch den Flüssigkeitsstau unter der Haut gebildet
haben, werden »wegmassiert«. Schmerzen und Spannungsge-
fühle verschwinden, der Kreislauf wird angekurbelt.

Die mechanische Lymphdrainage mittels Plastikhosen oder Fo-
lien aktiviert das Lymphsystem, indem sie gleichmäßige Druck-
wellen auf die Haut ausübt.

Diese Behandlungsmethode wird in ganz verschiedenen Bereichen angewandt, darunter die dermatologische Kosmetik und
die Narbenbehandlung. Für Lipödem-Patienten, die sich gegen

eine Operation entscheiden, ist sie neben Kompressionsbestrumpfung Teil der sogenannten konservativen Therapie.

An Deck der »Arkona« begegnete mir die zweite Frau, der ich in Bezug auf meine Krankheit viel verdanke. Linda Weiß kam in einem der angesteuerten Häfen an Bord, um die Passagiere mit ihrer Kunst zu zerstreuen. Sie war brünett und trug einen gepflegten Pagenkopf mit leichtem Rotschimmer. Eine Frau in den mittleren Jahren, deren singender Dialekt ihre österreichische Herkunft verriet. Wäre ich ihr auf der Straße begegnet, hätte ich sie wahrscheinlich für eine Lehrerin gehalten – aber weit gefehlt: Linda Weiß war Astrologin und Chirologin, bewandert in der Kunst des Handlesens.

Bei der wöchentlichen Künstlerbesprechung kam sie mit meinen Kollegen und mir ins Gespräch und erzählte von ihrer Arbeit. Die Art, mit der sie an das Handlesen heranging, gefiel mir – sie hatte etwas Ernsthaftes, beinahe Wissenschaftliches. Schließlich bot sie uns ihre Beratung zu einem ermäßigten Preis an. Natürlich ließen wir uns diese Gelegenheit nicht entgehen.

Bei Kaffee und Kuchen vertiefte sich Linda Weiß in die Linien meiner Hände. Selbstverständlich sprach ich auch ihr gegenüber mein großes Thema an: das Problem, das ich mit meinem Körper hatte.

Frau Weiß sah mich freundlich an. »Tragen Sie Kompressionsstrümpfe, und legen Sie bei jeder Gelegenheit die Beine hoch. Und Flüssigkeit, meine Liebe: Trinken Sie Wasser, so oft und so viel wie möglich!«

Die Chirologin landete an diesem Abend mehrere Treffer: Sie sagte mir zwei langjährige Beziehungen voraus und bestätigte mich in meinem beruflichen Weg. Ja, es würde mir gelingen, mich mit meinem Traumjob zu ernähren, prophezeite sie. Was sie mir über meinen Charakter und meine Zukunft auf den Kopf zusagte, traf zu – aber am meisten beeindruckte mich ihr Rat in Sachen Beine. Das Gespräch ließ sie sich übrigens nicht bezahlen.

Eine Wahrsagerin bewies mehr medizinischen Sachverstand als alle Ärzte, die ich im Lauf von zwanzig Jahren konsultierte. Aber was war daran beispielhaft? Sicher möchte ich junge Mädchen nicht in die Arme von Wahrsagern und Quacksalbern treiben, die in schummrigen Jahrmarktbuden oder auf alten Kirchplätzen für zwei Euro ihre Dienste anbieten. Aber es lohnt sich, weisen Frauen zuzuhören, wenn sie dir begegnen.

Wem das zu esoterisch klingt, der freundet sich vielleicht mit dem Begriff »Beratung« an. Jahre nach der Reise auf der »Arkona«, ungezählte Diätversuche, Sportprogramme und Arztbesuche später, begann ich eine Gesprächstherapie bei einer Kölner Heilpraktikerin mit psychologischer Zusatzausbildung. Sie war die dritte weise Frau in meinem Leben – eine Ratgeberin mit Herz und Sachverstand.

Ein Stück Freiheit

Als mir eine Freundin empfahl, mich an eine Heilprakti-kerin zu wenden, lebte ich bereits in Köln. Damals war alles unheilvoll verstrickt. Unerkannt und unbemerkt hatte das Lipödem sich in meinem Denken und Fühlen breitgemacht, ein Feind in meinem Inneren.

Zu dieser Zeit arbeitete ich bereits fürs Fernsehen, ich hatte mit Harald Schmidt eine bekannte Kaffeemarke beworben, hatte Gastrollen bei »Unter Uns« und »Die Camper«, in der Kölner WDR-Serie »Die Anrheiner« und vielen mehr übernommen und hatte für das ZDF zwei Folgen »Streit um Drei« gedreht. Daneben lebte ich meine Liebe zum Theater; meine Freundin Isabel und ich hatten mit »... so ein Theater« ein Revuestück mit Gesang und Tanzeinlagen auf die Kölner Kleinkunstbühnen gebracht. Als Gesangssolistin stand ich mit Musical-Galas auf den großen Bühnen in Deutschland, Österreich und der Schweiz, und ich tourte als weibliche Hauptdarstellerin mit einer deutschen Version des Musicals »Die Schöne und das Biest« durch Europa.

Nach außen hin war alles in bester Ordnung, aber in mir sah es anders aus.

In den Musical-Galas war ich in fast jeder Szene von Tänzerinnen und Tänzern eingebettet. In solchen Momenten fühlte ich mich wie das hässliche Entlein in einem See voller Schwäne. Traumkörper, wohin ich blickte. Ein Wald voller schlanker Beine.

Beim gemeinsamen Abendessen beobachtete ich voller Neid und Unverständnis, wie die anderen ihre Teller schwer beluden. Fuhren wir am nächsten Morgen im Tourbus von einer Stadt in die nächste, schlugen meine Kollegen sich die Bäuche mit Schokolade und Süßkram voll, während ich mit knurrendem Magen an einer Möhre nagte.

Wie war es möglich, dass ich halb so viel aß und doppelt so dicke Beine hatte wie die anderen? Natürlich erschien mir das ungerecht.

Trotzdem wäre ich nicht im Traum auf die Idee gekommen, ich könnte an einer Krankheit leiden.

Ich kämpfte einfach weiter gegen mich selbst – was blieb mir auch anderes übrig?

Inzwischen fraß Lipödem einen Großteil meiner Freizeit auf.

Hatte ich morgens sehr früh Termine und verpasste mein tägliches Training, quälten mich den ganzen Tag über Gewissensbisse. Auch im Urlaub ließ ich nicht locker: Während meine Freunde oder meine Familie schliefen, schwitzte ich bei Liegestützen und Sit-ups, schwamm im Hotelpool meine Bahnen oder joggte den Strand entlang.

Auch tagsüber blieb ich ständig in Bewegung. Jede Kleinigkeit, die meinen Rhythmus störte, oder die Regeln, die ich mir auferlegt hatte, irritierte mich, drohte mich aus der Bahn zu werfen. Disziplin, Ausdauer und Kontrolle wurden meine engsten Verbündeten. Nichts durfte dem Zufall überlassen sein.

Der jahrelange Kampf gegen den eigenen Körper hatte mich verändert. Ich war drauf und dran, meine Spontaneität einzubüßen und, wenn ich ganz offen bin, auch meine Lebensfreude.

Natürlich betraf das Thema auch meine Beziehung zu Männern. Niemand, den ich wirklich mag, hat mich je aufgrund meines Aussehens abgelehnt, aber ich hatte immer Angst davor. Ich gewöhnte mich daran, meinen Körper zu verbergen, und wie jeder andere Mensch, der ein Geheimnis hat, lebte ich in ständiger Angst, entdeckt zu werden.

Kleiderordnung. Strenge Sport- und Ernährungspläne. Gewichtskontrolle. Ich hatte mich in ein Korsett aus Regeln und Vorschriften gezwängt, das mir die Luft zum Atmen nahm. Die Heilpraktikerin, eine herzensgute Frau, die vollkommen mit sich und der Welt im Reinen war, kam gerade noch rechtzeitig. Geduldig und äußerst genau zeigte sie mir auf, wo mein Fehler lag.

»Wie gehst du eigentlich mit dir um, Madlen?«, fragte sie mich streng. »Was tust du deiner Seele an? Wofür bestrafst du dich?«

In den gemütlichen Praxisräumen in Köln-Ehrenfeld hat sie mir mit Anfang dreißig endlich die Augen geöffnet. Man schrieb das Jahr 2008, und es war höchste Zeit. Dani, meine Schulfreundin aus Warener Zeiten, hatte mich gefragt, ob ich mit ihr und ein paar anderen Mädels in Mecklenburg auf Paddeltour gehen wolle. Vier Frauen, zwei Wanderkajaks, zwei Zelte und jede Menge Spaß.

Ohne eine Sekunde nachzudenken, hatte ich Nein gesagt. Ich weiß nicht mehr, welchen Grund ich vorschob – zu viel Arbeit, zu wenige verbleibende Urlaubstage? Sonnenallergie, ein Familienfest? Die unerwartete Anfrage für ein spannendes Engagement? In Ausflüchten war ich geübt und erfinderisch.

Entscheidend war, dass ich mir selbst glaubte. Ich wusste nicht einmal, dass ich mir etwas vormachte, Vorwände suchte, um abzusagen. Das geschah alles unbewusst.

Bei der nächsten Sitzung erwähnte ich beiläufig, aus dem und dem Grund hätte ich einen Paddelurlaub mit Freundinnen abgelehnt. Jetzt holte sie zum Schlag aus und machte den entscheidenden Punkt.

»Warum denn, kannst du mir das sagen?«, fragte meine Heilpraktikerin in einem Tonfall, der Ausreden im Keim erstickte. »Soweit ich weiß, liebst du das Wasser, und Dani ist eine deiner ältesten Freundinnen. Ein paar Tage Urlaub würden dir guttun.«

Ich war vollkommen überrascht. Je länger ich darüber nachdachte, desto berechtigter erschien mir die Frage: Warum hatte ich Danis Vorschlag eigentlich rundheraus abgelehnt? Mit freundlichem Nachdruck zwang sie mich, die Gründe, die ich meiner Freundin genannt hatte, hervorzukramen und vor ihr auszubreiten. Auf dem seelischen Seziertisch entpuppten sie sich allesamt als vollkommen fadenscheinig. Mithilfe meiner Heilpraktikerin arbeitete ich heraus, dass ich Nein gesagt hatte, weil ich mich schämte. Ich fürchtete die Blöße.

Endlich begriff ich, dass ich mir selbst schadete. Meine Freundinnen würden mich nicht aufgrund meiner Beine verabscheuen, wenn ich zwischen ihnen in Shorts im Paddelboot saß und in die Sonne blinzelte. Sie würden sich nicht vor mir ekeln, und sie würden mich nicht weniger mögen. Sie waren schließlich meine Freundinnen. Niemand würde über mich richten – und auch ich selbst sollte damit aufhören.

Dani freute sich wie wild über meine späte Zusage, und die Tage im »Land der 1000 Seen« wurden unvergesslich. Blauer Himmel, weite, glitzernde Wasserflächen, das zarte Grün der Buchenwälder. Sogar ein paar überraschende Regentage erlebte ich wie ein Abenteuer. Alles war Licht und Leichtigkeit. Ich hatte mir ein Stück Leben zurückerobert.

Meine Heilpraktikerin brachte mir nicht bei, mich schön zu finden – das war schlicht und einfach unmöglich –, aber sie verhalf mir zu mehr Nachsicht und Großzügigkeit mir selbst gegenüber.

Phantomschmerzen der Seele

Heute weiß ich, wie kostbar ihr Rat war. Auch wenn das überschüssige Fett an Armen und Beinen operativ entfernt wurde, geben die Zweifel und Ängste, der Impuls, dich zu verstecken und auszuschließen, nicht sofort Ruhe.

Ich habe gelesen, dass viele Veteranen ihr Leben lang über Beschwerden ausgerechnet in dem Arm klagen, der nach einer Kriegsverletzung amputiert wurde. Das Phänomen der Phantomschmerzen. So ähnlich ist es mit deiner Seele, wenn du eine lange unerkannte Krankheit endlich loswirst. Die körperlichen Beschwerden sind weg, auch die Optik stimmt, aber die Fehldiagnosen und Fehlschläge, die du jahrelang erlitten hast, haben Spuren in deinem Herzen hinterlassen. Muster und Denkstrukturen.

Nach meiner ersten Bein-OP hatte ich einen merkwürdigen Albtraum. Ich stehe morgens auf und habe plötzlich wieder diese Schmerzen. Mit einem Gefühl banger Ahnung trete ich vor dem Spiegel in meinem Arbeitszimmer. Nachdem ich mich aus der Kompressionshose geschält habe, kommt der Schock, gefolgt von kalter Panik. Die Form meiner Unter- und Oberschenkel ist wieder wie früher, die Haut dellig und lappig. Ich habe kein Gramm krankes Fett verloren.

Als ich aufwachte, war ich schweißgebadet.

Für dieses Traumbild finde ich zwei Erklärungen. Neben den Spuren, die ständige Kränkungen und Verunsicherung über die Jahre in der Seele hinterlassen haben, gibt es dort so etwas wie ein inneres Bild des eigenen Körpers. Dieses Bild verblasst erst nach und nach, ein Schatten auf der Netzhaut der Seele.

Mein Rat ist, sich Zeit zu geben. Langsam loszulassen, was einen so lange beschäftigt hat. Ich kann jede Frau verstehen, die sich nach einer späten Diagnose seelische Hilfe holt – ganz gleich, ob sie sich für die Behandlung durch Lymphdrainagen oder eine Operation entscheidet. Mehr noch, ich kann mit aller Überzeugung zu diesem Schritt raten. Nur wer Körper und Seele im Einklang betrachtet, wird wirklich gesund werden.

Verwundbarkeit

Ich habe von weisen Frauen gesprochen, ein paar ihrer Gegenspieler habe ich ja bereits erwähnt. Auch dieses Kapitel geht um so eine Person. Denn wer seine Schwächen zeigt und anderen gegenüber offen darüber spricht, macht sich verwundbar. Für diese einfache Erkenntnis habe ich teures Lehrgeld bezahlt.

Durch meinen Beruf bin ich der Meinung der Öffentlichkeit auf eine andere Art ausgesetzt als eine Versicherungskauffrau oder eine Bäckerin. Ich liebe mein Publikum und war immer darauf bedacht, es nicht zu enttäuschen. Natürlich war mein Beinproblem ein Handicap, das ich auch vor der Kamera nicht vergessen konnte.

Bevor ich zu meinem jetzigen Agenten wechselte, ließ ich mich u.a. auch eine Zeit lang von einer Dame vertreten. In naivem Vertrauen erzählte ich ihr von den Schwierigkeiten mit meinem Äußeren und erwähnte auch meine Essprobleme. Bald stellte sich heraus, dass ich der Falschen vertraut hatte.

Sie begann, mein Essverhalten zu kommentieren. Mit Argusaugen überwachte sie, was sich auf meinem Teller abspielte. Mir wurde immer ungemütlicher in ihrer Gegenwart. Saßen wir zusammen in einem Restaurant, beschränkte ich mich, wenn möglich, auf die Bestellung eines Getränks, Wasser, Kaffee oder Tee.

So auch während eines Lunchtermins in einem italienischen Restaurant. Ich nippte an meinem Kaffee, während sie einen großen italienischen Salat aß.

»Magst du mal probieren?«, bot sie großzügig an, und ich ging ihr gutgläubig in die Essensfalle.

Als ich mich für ein Stückchen gerösteten Schinken entschied, zeigte sie vorwurfsvoll mit der Gabel auf mich.

»Hältst du das wirklich für die richtige Wahl, meine Liebe?«, fragte sie spitz.

Ich sah erstaunt auf – und meinte in ihrem Gesichtsausdruck eine seltsame Mischung aus falscher Fürsorge, Strenge und Genugtuung zu erkennen.

Auf Galas und Wohltätigkeitsveranstaltungen nahm sie mich beiseite und zischte mir zu, ich solle am Büfett nicht so zuschlagen, und irgendwann erklärte sie mir, es wäre meiner Karriere abträglich, wenn ich in der Öffentlichkeit weiterhin essen würde. Ich war so hilflos, dass ich eine Zeit lang mitspielte und sie gewähren ließ. Sie gewann immer mehr Macht über mich. Ich schrumpfte unter ihrem mahnenden Blick zu einer unsicheren Schülerin zusammen, die nicht mehr wusste, wie sie sich benehmen sollte.

Gelegenheiten, auf die ich mich tagelang gefreut hatte, wurden zu unangenehmen Pflichten.

Erst viel zu spät wurde mir klar, dass die Hinweise meiner Agentin nichts mit Professionalität zu tun hatten. Bist du eine Person des öffentlichen Lebens, bleibt nichts, was du tust, unbemerkt. Wenn ich aufhörte zu essen und Büfetts voller Köstlichkeiten demonstrativ ignorierte, würde es bald heißen: »Die Kaniuth hat ein Essproblem.« Ich sah schon die Schlagzeilen. Eine denkbar schlechte Strategie.

Hinter dem Verhalten meiner Agentin verbarg sich wenig Ehrenhaftes. Ich hatte mich verwundbar gemacht, und sie schlug zu, so einfach war das. Als ich den Vertrag kündigte, fiel spürbar eine Last von mir. Es war nicht leicht gewesen, aber ich hatte mich vor den Übergriffen einer Frau gerettet, die mir nicht guttat.

Vielleicht tue ich ihr aber auch im Nachhinein unrecht. Vielleicht wollte sie wirklich nur helfen und wusste nicht, dass sie mit ihrer Maßregelung vieles noch schlimmer machte. Gewiss war diese Frau nicht böse – aber sie spielte einer weitaus gefährlicheren Macht in die Hand: meiner eigenen Angst und Schwäche. Der Frustration, die ich in Aggressivität gegen meinen Körper verwandelte. Nur langsam und dank der Gespräche mit meiner Heilpraktikerin begriff ich, wie falsch das war.

Ich habe lange darüber nachgedacht, wie man sich von vorneherein vor solchen Menschen schützen kann. Die Antwort heißt: Selbstachtung. Egal, ob du dicke Beine hast oder eine krumme Nase, Haarausfall oder einen Sprachfehler: Erlaube deiner Umwelt nicht, ungefragt über dein Äußeres zu urteilen, sich in deine Ernährung oder Lebensweise einzumischen. Dein Körper gehört nur dir selbst, und ihm gebührt Respekt – von jeder Seite und vor allem von deiner eigenen.

Verzweiflung

Wie jede Geschichte bewegt sich auch meine zwischen verschiedenen Polen, in einem Spannungsfeld. Hoffnung und Verzweiflung, Mut und Depression.

Schon als Kind war ich besonders aktiv, mein Eigensinn ging mit einer gehörigen Portion Unternehmungslust einher. Mit sechs Jahren liebte ich Pferde, ich liebe sie heute noch. Ich wollte partout reiten lernen, aber der einzige Reitverein der ganzen Umgebung nahm Mädchen und Jungen erst ab zehn Jahren auf – so lange zu warten kam gar nicht infrage. In unserer Familie gab es keine Reiter – das Interesse an dieser Sportart war ausgesprochen gering. Umso mehr kämpfte ich. Zwei Jahre lag ich meiner Mutter mit meinem Wunsch in den Ohren, bis sie schließlich nachgab und mit mir über Land zu dem Reitstall fuhr.

Der Vereinsvorstand war skeptisch. Er entschied, meinen Kleinmädchenmut auf die Probe zu stellen, und setzte mich in der Box auf eines der größeren Pferde. Wenn ich mich da oben tatsächlich wohlfühlte – und auch von alleine wieder von dem Pferderücken herunterkäme –, würde er mich in den Verein aufnehmen.

Natürlich fühlte ich mich mehr als wohl: Ich wollte gar nicht mehr absteigen. Von diesem Tag an verbrachte ich so viel Zeit wie möglich im Stall, auf der Koppel und dem Sandplatz.

Ich begriff, dass es sich lohnt zu kämpfen, wenn dir etwas am Herzen liegt.

Auch das tägliche Tanztraining war während meiner Mädchenjahre nicht einfach eine Freizeitbeschäftigung. Es war eine Notwendigkeit. Ich war schlicht und einfach ein Energiebündel, nicht zu bremsen.

Als ich später begann, mich an meinem Körper abzuarbeiten, erreichte mein Bewegungsdrang eine ganz neue Dimension, meine Energie schlug ins Krankhafte um. Ich wurde vollkommen rastlos. Zwangen mich äußere Umstände, eine eintägige Trainingspause einzulegen, packte mich die Panik. Die Vorstellung, einen Tag im Bett zu verbringen, war in etwa so unerträglich wie der Duft der deftigen Mahlzeiten, mit denen meine Oma versucht hatte, mich während meiner ersten Diät in die Küche zu locken. Ich konnte, ich durfte nicht ausruhen.

Die Disziplin, mit der ich meine Trainingsprogramme durchhielt, hatte etwas Ungesundes. Und sie verbarg eine Traurigkeit, eine Verzweiflung, die man mir nicht ansah.

Ich war nie depressiv im klinischen Sinn, aber der aussichtslose Kampf gegen die Unausgewogenheit meiner Figur nahm mit den Jahren immer mehr Raum in meiner Gedanken- und Gefühlswelt ein.

Ein Merkmal der Depression ist, dass die Gedanken der Betroffenen unablässig um etwas Negatives kreisen – ein traumatisches Erlebnis in der Vergangenheit, eine üble Kränkung oder Niederlage. Auch auf die Zukunft kann sich die Traurigkeit richten, die depressive Menschen niederdrückt.

Daneben gehören Selbstvorwürfe und Schuldgefühle zu diesem seelischen Krankheitsbild: Depressive Frauen und Männer betrachten gemeinhin jedes Unglück als Folge persönlichen Versagens.

Zwar litt ich nie an einem umfassenden Gefühl der Sinnlosigkeit, verlor mich nie komplett in meinem Unglück – aber ich kannte das Gefühl der Ohnmacht und Schuld, das viele Depressive quält.

Mein überdurchschnittlicher Bewegungsdrang hatte über die Jahre gewissermaßen an Unschuld verloren. Er verbarg eine Rastlosigkeit und Getriebenheit. Heute weiß ich das, und ich wünschte, ich könnte dieses schreckliche Gefühl anderen Betroffenen ersparen.

Schlecht beraten II: Ein Teufelskreis

Zu meinen Kölner Zeiten suchte ich wegen meiner Figurprobleme wieder einmal meinen Hausarzt auf. Er war früher Bodybuilder gewesen und Inhaber einer Muckibude. Natürlich riet er, mehr Sport zu machen.

Zu diesem Zeitpunkt joggte ich schon seit Jahren mehrmals in der Woche. Ich wohnte damals noch in Köln-Ehrenfeld. Nach dem Aufstehen schlüpfte ich in meine Laufschuhe, stieg auf mein Fahrrad und fuhr zum Decksteiner Weiher. Dort lief ich meine Runde um das glitzernde Wasser herum, ich sah süße Eichhörnchen und lief vorbei am Trainingsgelände des 1. FC Köln, wo ich manchmal die Mannschaft trainieren sah. Dann schwang ich mich wieder auf mein Fahrrad und fuhr zurück nach Ehrenfeld.

Ich schwamm regelmäßig, machte Aquafitness und Zumba und trainierte zu Hause mithilfe verschiedener Fitnessprogramme Muskelaufbau und -kräftigung. Dabei achtete ich stets auf Vielseitigkeit und Abwechslung, versuchte, alle Körperpartien zu stärken. Wann immer sich eine Gelegenheit dazu bot, ging ich reiten.

Drei- bis fünfmal Sport pro Woche war die Regel, auch wenn man es meinen Beinen und Armen nicht ansah. Die Muskelstruktur war schließlich gut unter krankem Fett und gestauter Flüssigkeit verborgen.

Als ich bei meinem Arzt angesichts seines Vorschlags mein Fitnessprogramm ansprach, stand ihm der Unglaube ins Gesicht geschrieben, und ich sah von jedem weiteren Versuch ab, ihn zu überzeugen.

Immerhin machte er sich Gedanken. Er war es, der mich an eine psychologische Praxis verwies.

»Vielleicht hakt es ja anderswo«, überlegte er. »Geh doch mal hin, das kann nicht schaden.«

Das war, noch bevor meine Heilpraktikerin mir aufzeigte, dass mein Verhalten selbstzerstörerische Züge trug, und mir beibrachte, mir selbst mit der Nachsicht zu begegnen, die ich für meine Umwelt schon immer aufgebracht hatte.

Als mein Hausarzt mir das Kärtchen der psychologischen Praxis in die Hand drückte, war ich fest entschlossen hinzugehen. Ich ergriff jeden Strohhalm, so einfach war das. Außerdem war auch mir bereits der Gedanke gekommen, es gebe vielleicht einen dunklen Fleck auf meiner inneren Landkarte, eine Geschichte aus der Vergangenheit, die nicht verarbeitet war und bis heute mein Handeln und Fühlen störte. Ich war bereit, mich an der Seite eines Fachmanns oder einer Fachfrau auf eine Expedition zu begeben und das Ungeheuer aufzuspüren, das in einem dunklen Winkel meiner Seele lauern mochte.

Als ich mich auf den Weg zur ersten Therapiestunde machte, wusste ich nichts von dem Zitat, das man Sigmund Freud, dem Begründer der Psychoanalyse, zuschreibt. Freud, dem es auch nach wiederholten Versuchen nicht gelang, sich von seiner Nikotinsucht zu befreien, soll einmal gesagt haben: »Manchmal ist eine Zigarre eben nur eine Zigarre.« Der Mann, der die Symbolsprache des Unterbewussten salonfähig gemacht hatte, schützte sich mit diesem Satz vor einer Deutung des Glimmstängels als Phallussymbol. Heute würde ich seine Aussage unterschreiben. Manchmal ist das Gründeln im Seelenschlamm überflüssig, ja schädlich. Grund für mein gestörtes Körperbild und mein Essproblem war eine Anhäufung kranker Fettzellen.

Punktum. Diese banale Erkenntnis hätte mir eine Menge Kummer und Ärger ersparen können.

Die Psychologin fand schon in der ersten Sitzung, nach wenigen Minuten, wonach sie gesucht hatte: Ich war ein Scheidungskind. Meine Eltern hatten sich getrennt, als ich noch nicht erwachsen war, und meine Mutter war mit mir in das Einfamilienhaus ihres neuen Freundes gezogen, das 100 Meter Luftlinie entfernt von unserer früheren Wohnung lag. Im Grunde musste ich nur unseren Garten und den Spielpatz der angrenzenden Schule durchqueren, schon war ich bei meinem Vater.

Obwohl meine Eltern sich nicht anschrien oder mich als Waffe in ihrem Kleinkrieg einsetzten, war das keine schöne Zeit. Kinder sind konservativ, sie lieben keine Veränderung. Trennungen und Stiefväter gehören definitiv nicht zu dem, was sie sich vom Familienleben erwarten. Aber ich mochte den neuen Mann meiner Mutter, und mein Vater blieb mein Vater, den ich jederzeit ohne Anmeldung besuchen konnte.

Bei der Trennung habe ich keinen Menschen verloren, im Gegenteil. Ich gewann einen väterlichen Freund dazu. Dafür bin ich meinen Eltern dankbar.

Als die Psychologin sich auf das Thema Scheidung stürzte, versuchte ich, sie zu bremsen. Grundsätzlich hatte ich nichts dagegen, darüber zu sprechen, aber es schien mir, als wollte sie mich in die Wut treiben, in eine Vorwurfshaltung gegenüber meinen Eltern, die mir fremd war. Stattdessen übernahm ich deren Verteidigung. Ich wusste, dass niemand – und am wenigsten ich selbst – schuld an der Trennung meiner Eltern war, und ich hatte mir nie etwas anderes gewünscht, als dass sie glücklich wären. Wenn es miteinander nicht funktionierte, dann eben voneinander getrennt. Unter der Scheidung habe ich nie gelitten. Was also wollte diese Frau von mir?

Nach drei Stunden beendete ich meinen Therapieversuch. Auf der Suche nach einem Fehler im System, einem blinden Fleck in meiner Geschichte, hatte ich meine Familie vor einer Fremden verteidigen müssen. Zurück blieb ein schaler Geschmack. Wieder einmal hatte ich mich um eine Lösung bemüht und war dabei keinen Schritt vorangekommen.

Ich konnte nicht aus meinem Teufelskreis ausbrechen. In meinem Unvermögen, die Ursachen meines Körperproblems, meines Essproblems zu finden, züchtete ich Dämonen, Quälgeister, die mir, einmal zum Leben erweckt, keine Ruhe ließen und vieles immer schlimmer machten.

Ich bin froh, dass ich nicht zuließ, dass meine Kindheit umgeschrieben wurde, dass Orte, Namen und Ereignisse, die mir wichtig sind, nicht im dichten Nebel nachträglicher Deutung untergingen. Es war eine glückliche, behütete Zeit, und ich denke immer noch gern daran zurück.

Die Suche nach Ursachen ist zugleich eine Möglichkeit und ein Verhängnis. Manchmal verstellt sie den Blick für Tatsachen und führt dich ins Dunkel.

Jungen Mädchen kann ich nur raten, der eigenen Wahrnehmung zu vertrauen. Haltet die Augen offen und lasst euch kein X für ein U vormachen, egal, ob euer Gegenüber älter ist, einen weißen Kittel trägt oder ein Psychologiediplom in der Tasche hat. Habt Vertrauen in das, was ihr seht und tut.

Nicht jeder See hat Untiefen. Manchmal hilft es, mit Wirklichkeit umzugehen, ohne nach einer verborgenen Wahrheit zu suchen.

Liebe und Lipödem

Kürzlich wurde ich gefragt, was mir zu Lipödem und der Liebe einfiele. Ich dachte an meinen Freund Christian und sagte:»Gar nichts.« Meine große Liebe schert sich nicht um Lipödem, und alles andere wäre für mich unerträglich.

Allerdings hätte Lipödem beinahe meinem Glück im Weg gestanden.

Christians und meine Geschichte begann im September 2009, auf einem Zeltplatz im Pfälzischen Bad Dürkheim. Dass ich überhaupt dort war, verdankte ich in erster Linie meiner Heilpraktikerin. Es war erst zwölf Monate her, dass Zelt- und Campingplätze, Strandbäder und Saunen wordenfür mich wieder begehbar waren.

Noch zwei Jahre zuvor war ich zwar mit meiner Freundin zum Weinfest nach Bad Dürkheim gereist, hatte aber in einem kleinen Hotel übernachtet und mich so selbst um den chaotischen Zeltaufbau, das Vorglühen auf Campingstühlen und sternklare Nächte in den Weinbergen gebracht. Alles aus Angst, meine Beine zu zeigen.

Das war endlich Vergangenheit. Ich hatte die bange Frage »Was werden die anderen denken?« noch nicht aus meinem Bewusstsein gestrichen, aber in meinen Hinterkopf verbannt und lebte nun freier. Das war ein gutes Gefühl.

Auf dem Campingplatz in Bad Dürkheim gab Christian mir zur Begrüßung die Hand, und augenblicklich erinnerte ich mich daran, dass es Männer und Frauen gab und dass manchmal etwas zwischen ihnen war – vom ersten Moment an.

Auch an diesem Wochenende forderte Lipödem seinen Tribut. Ich vergaß keinen Moment, wie meine Beine aussahen, und blieb im Sommerkleid am Ufer sitzen, während die anderen ins Wasser sprangen. Doch egal. Wir küssten uns im Dämmerlicht zwischen Weinreben, und es sollte nicht viel Zeit vergehen, bis Christian mich so sah, wie ich eben war.

Heute sind wir seit fast sechs Jahren ein Paar, und meine Beine waren nie ein Thema zwischen uns. Christian half mir, mit meiner Unzufriedenheit umzugehen. Auch nach der Diagnose stand er zu mir, egal, wie ich mich entscheiden würde.

Als ich mich zu einer Liposculptur (einer speziellen Art der Fettabsaugung, von der ich später noch Genaueres erzählen werde) entschloss, besuchte er mich im Krankenhaus. Während der Nachbehandlung nahm er mir die Angst, wann immer etwas Unvorhergesehenes eintrat.

Mein Liebster war immer da, wenn ich ihn brauchte. Ich bin froh, dass er nie gesagt hat, mit schlanken Beinen würde ich ihm besser gefallen.

Er freut sich, dass ich mich freue, und schmunzelt, wenn ich mich in engen Jeans vor ihm drehe und wende, weil ich mich an meinen neuen Beinen nicht sattsehen kann. Schön fand er mich immer schon.

Liebe und Lipödem – das sollte wirklich kein Thema sein.

Richtig abnehmen

Wer meine Geschichte bis hierher verfolgt hat, weiß, dass Lipödem einem das Leben schwer machen kann, dass die Erkrankung tückisch ist, solange sie unerkannt bleibt und sozusagen im Verborgenen operiert. Sie tritt erst mit der Pubertät auf, bleibt aber ein Leben lang und wird in den meisten Fällen immer schlimmer. Jetzt, da ich ihre ganze Schreckgestalt skizziert habe, ist es an der Zeit, ihr sozusagen ein Stück weit Gerechtigkeit widerfahren zu lassen.

Lipödem bringt dich nicht um. Wahr ist außerdem, dass die Erkrankung dich nicht daran hindert, an anderen, nicht betroffenen Körperpartien abzunehmen. Viele Mädchen und Frauen haben ein Gewichtsproblem, wenn Lipödem diagnostiziert wird. Aus eigener Erfahrung weiß ich, wie es dazu kommen kann – ich habe das Auf und Ab ja schon ausführlich beschrieben –, aber ich weiß auch, dass es möglich ist, trotz Lipödem das Gewicht konstant zu halten – so schwer es auch sein mag.

Nach gefühlten hundert Crashdiäten und diversen Fastenkuren fand ich im Herbst 2010 endlich einen Weg zurück zu normalem Essverhalten und ausgewogener Ernährung. Ich entdeckte »Metabolic Balance« für mich, ein individuell abgestimmtes Ernährungskonzept.

Am Anfang stand eine Blutprobe.

Auf Basis von 36 Blutwerten und persönlichen Angaben zu Vorlieben, Abneigungen, Krankheiten oder Unverträglichkeiten erstellte ein Berater einen Ernährungsplan für mich. Grundlage war mein Stoffwechsel, die Frage, welche Nahrungsmittel mein Körper besser und welche er schlechter umsetzen konnte. Während bei vielen Crashdiäten automatisch der Grundumsatz sinkt und so die Gefahr des gefürchteten Jo-Jo-Effekts steigt, wird der Grundumsatz hier bei konstantem Insulinspiegel gesteigert.

Zu meiner Freude standen viele Lebensmittel auf meinem Speiseplan, auf die ich nicht verzichten wollte. Beispielsweise durfte ich weiterhin ohne Reue Lachs, Avocado und Eier verzehren. Da »MB« individuell abgestimmt wird, gibt es auf die Frage »Was ist erlaubt?« keine allgemeingültige Antwort. Was für mich z.b. fetthaltiger Fisch und mageres Fleisch waren, ist für andere vielleicht Schafskäse oder eine Portion Kartoffeln.

Neu war für mich die strenge Einhaltung der Pausen zwischen den Mahlzeiten. Ich begann, dreimal täglich zu essen, regelmäßig und in einem zeitlichen Abstand von vollen fünf Stunden. Ich lernte, einen Teller Essen nicht mehr als Feind zu betrachten. »MB« war für mich keine Diät, sondern der Start in eine langfristige Ernährungsumstellung.

Zwischen den Mahlzeiten nahm ich, über den Tag verteilt, mindestens drei Liter Wasser zu mir. Nachdem ich mich an das viele Trinken gewöhnt hatte, begann ich, es zu schätzen. Mein Hautbild verbesserte sich und ich fühlte mich gesünder. Das quälende Hungergefühl, das ich von früheren Diäten kannte und fürchtete, blieb aus.

Nach dem Essen war mein Appetit befriedigt – es gab keine unersättliche Lust mehr auf Süßes oder Fettiges.

Mein Körper reagierte überraschend schnell auf die Ernährungsumstellung. Bald lief mein Stoffwechsel auf Hochtouren.

Natürlich erforderte die Einhaltung der vorgegebenen Diätphasen (»Vorbereitungsphase«, »Strenge Umstellungsphase«, »Gelockerte Umstellungsphase« und »Erhaltungsphase«) Disziplin.

Eine Ernährungsumstellung ist kein Zuckerschlecken, und wer etwas anderes behauptet, sagt die Unwahrheit. Trotzdem sollte man nicht das Gefühl haben, seinen Körper zu unterjochen, sich Zwang anzutun. Besser, du lässt einmal fünfe gerade sein, bleibst aber entspannt und gut gelaunt bei der Sache.

Mir gelang es beispielsweise nicht immer, die 21-Uhr-Regel einzuhalten und spätabends nichts mehr zu essen. Aufgrund der Auftritte mit meinen Bands war das schlicht nicht machbar. Doch in anderen Bereichen war ich streng: Das gesellige Weintrinken mit Christian fiel erst mal aus, es gab keine Spaghetti bolognese bei unserem Lieblingsitaliener mehr und keine Tiefkühlpizza zum Sitcom-Abend.

Trotz solcher Einschränkungen gewöhnte ich mich schnell an die strenge zweite Diätphase. Nach kurzer Zeit war mein Blick für Mengen geschärft und ich konnte auf das lästige Abwiegen verzichten. Ich dosierte locker aus dem Handgelenk und machte mir keine Sorgen, wenn mal etwas mehr Eiweiß oder Gemüse auf den Teller kam. Wichtiger war, die angegebenen Mengen nicht zu unterschreiten, damit der Stoffwechsel nicht auf Sparflamme wechselte. Genau nahm ich es dagegen mit der Nahrungsmittelauswahl und der Regelmäßigkeit der Mahlzeiten.

»MB« machte mich auch nicht zum »einsamen Esser« – ein unangenehmes Nebenprodukt vieler Crashdiäten. Wenn ich für uns kochte, wurde Christian einfach mit einer etwas üppigeren Portion oder zusätzlichen Kohlehydraten bedacht.

So wurde mein Alltag von der Ernährungsumstellung kaum beeinträchtigt. Und das macht es erst möglich, sie auch durchzuhalten. Denn wer sein ganzes Leben wegen ein paar Kilos umkrempelt, wird schnell die Lust verlieren.

In Phase drei, der »gelockerten Umstellungsphase«, ergänzte ich die auf meiner Liste stehenden Nahrungsmittel. Wenn mir danach war, gönnte ich mir auch ein Gläschen Wein; endlich ohne nachfolgende Gewissensqualen und ohne Gewichtszunahme. Nur die Abstände zwischen den Mahlzeiten hielt ich weiterhin konsequent ein. Und Schokolade und Co. schickte ich in die Verbannung. Eine Flasche Wasser blieb mein ständiger Begleiter.

Das »MB«-Konzept behandelte ich wie einen Leitfaden, nicht wie ein strenges Regelwerk, und ich fuhr gut damit. Langsam, aber sicher fand ich zu einem gesunden und ausgewogenen Essverhalten.

Heute weiß ich, welche Nahrungsmittel mir guttun, und halte mich weitestgehend daran. Die Pausen zwischen den Mahlzeiten und die konstante Flüssigkeitszufuhr habe ich beibehalten. Ich versuche, vitaminreich und möglichst »bunt« und abwechslungsreich zu essen, meinem Körper eine breite Auswahl zu bieten.

Viel frisches Gemüse, am besten roh oder nur kurz gegart. Gelbe Paprika, rote Tomaten, grüner Brokkoli oder Zucchini, nachtschwarze Auberginen, orangefarbene Karotten, weißer Spargel. Schon immer mochte ich es knallig: strahlende, kräftige Farben – warum sollte es nicht auch auf meinem Teller bunt aussehen?

Neben Gemüse setze ich auf Nüsse: Mandeln, Walnüsse, Cashewkerne. Die kleinen Proteinlieferanten sorgen nachweislich für einen klaren Kopf, sie schützen vor Herzinfarkt und Schlaganfall. Eine Handvoll Mandeln versorgt dich mit einer ganzen Tagesration Vitamin E, Walnüsse mit ihren Omega-3-Fettsäuren wirken entzündungshemmend und senken den Cholesterinspiegel. Cashewkerne bieten mit Magnesium und Phosphor wertvolle Nährstoffe für Zähne, Knochen und Muskelaufbau.

Wenn ich mir eine Handvoll Nüsse über einen frischen Salat streue, denke ich nicht mehr an die Kalorien, sondern an die enthaltenen Nährstoffe. Essen ist nicht mehr mit Angst verknüpft, sondern mit gesundem Genuss.

Kalorienzählen gehört der Vergangenheit an. Während ich in früheren Diätphasen auf sämtliche Fette verzichtete, nehme ich heute lieber einen Löffel Öl mehr als weniger. Endlich weiß ich, was meinem Körper guttut und was er braucht.

Meine Waage dient nur noch der Gepäckkontrolle vor Flugreisen.

Als ich meine Ernährung umstellte, wurde mir erst klar, dass radikale Entsagung oft neue Gelüste weckt. Wer alles Süße von seinem Speiseplan streicht, riskiert Heißhungerattacken. Mir hat auch die Erkenntnis geholfen, dass »süß« nicht gleichbedeutend mit »schädlich« ist. Statt eines hochkalorischen und fetten Schoko-Brownie gönne ich mir zum Nachtisch gern frische Datteln. Der süße Snack aus dem Orient steckt voller Nährstoffe: Kalium, Kalzium sowie B-Vitamine – und ganz nebenbei hilft er noch bei Schlafproblemen: Aus dem enthaltenen Tryptophan wird im Körper Melatonin entwickelt, das den Schlaf-Wach-Rhythmus steuern hilft. Man sagt, Beduinen schlafen besser ...

Auch Naturjoghurt mit Honig liebe ich, gerne mit ein paar Hanf- oder Chiasamen bestreut. Die winzigen »Ölfrüchte« sind unheimlich nährstoffreich und versorgen den Körper mit wichtigen Eiweißen.

An dem Missverhältnis zwischen meinem Ober- und Unterkörper hat das Ernährungskonzept natürlich nichts geändert, aber es half mir, die Essstörung, die ich als Folge der unerkannten Erkrankung entwickelt hatte, zu überwinden.

Ich bin keine Expertin in Ernährungswissenschaft. Über die Jahre habe ich gelernt, was mir und meinem Körper guttut, aber ich kann nur für mich sprechen. Mir kommt regelmäßiges Essen nach fünfstündigen Pausen entgegen – aber für andere Frauen sind Zwischenmahlzeiten vielleicht wichtig und notwendig?

Wichtig ist herauszufinden, was einem persönlich entgegenkommt und guttut. In Ernährungsfragen gibt es kein Dogma.

Der Gesundheitsmarkt boomt. Es gibt unzählige verschiedene Ansätze, die beim Abnehmen behilflich sein können. Viele Ernährungsberater werden von Krankenkassen empfohlen, ihre Dienste bezuschusst.

Wenn ich etwas raten darf, empfehle ich Betroffenen, ihren täglichen Grundumsatz errechnen zu lassen und ihr Essverhalten entsprechend umzustellen. Und grundsätzlich: sich von Crash- oder Nulldiäten fernzuhalten und individuell und ganzheitlich zu denken. Sich selbst mit Essensentzug oder »Saftkuren« für kleine Sünden zu bestrafen ist keine Lösung – viel wichtiger ist es, positiv zu denken. Ein Stück Schokolade, zwei Kugeln Vanilleeis werden gewiss niemanden vom richtigen Weg abbringen.

Stattdessen ganz wichtig: Bewegung. Schon kleine Maßnahmen wie regelmäßiges Spazierengehen, Treppensteigen statt Aufzugfahren oder das Auto einmal stehen zu lassen und zu Fuß zu gehen, zahlen sich aus.

Wer seine Gewohnheiten dauerhaft und mit Bedacht umstellt, wird mit der Zeit die richtige Balance finden – und damit ein ganz neues Lebensgefühl.

II.
Mein Leben mit der Diagnose

Unglaube

Ich war fast vierzig, als ich zufällig von einer Krankheit namens »Lipödem« hörte.

Corinna, eine Fotografin, die ich während eines Shootings kennengelernt hatte, postete auf Facebook, sie werde sich einer Operation unterziehen und in der Folge eine Weile nicht arbeiten. Als ich mich nach dem Eingriff erkundigte, sagte sie: »Fettabsaugen«, und ich dachte automatisch an die kosmetische Chirurgie. Corinna belehrte mich eines Besseren.

Im Chat erklärte sie mir, es handele sich mitnichten um eine Schönheitsfrage, sondern um eine in ihrem Fall notwendige, schmerzlindernde Maßnahme. Seit Jahren leide sie an einer genetisch bedingten, chronisch verlaufenden Krankheit. »Lipödem« sei zwar verbreitet, aber nicht hinreichend erforscht und werde oft nicht einmal von Medizinern erkannt. Viele Betroffene quälten sich wie sie selbst jahrelang mit den Symptomen der Krankheit, ohne von ihr zu wissen. Ich las mit wachsendem Interesse, kam aber nicht auf die Idee, die Krankheit mit meiner eigenen Geschichte in Verbindung zu bringen.

Als Corinna schließlich vorsichtig fragte, ob ich womöglich wie sie selbst an der Krankheit litte, die im Volksmund auch unschön »Elefantenbeine« genannt werde, schüttelte ich stumm den Kopf.

»Sicher nicht«, schrieb ich zurück. »Ich habe einfach ein Problem mit meiner Figur, wie viele andere Frauen auch. Schließlich kann ich abnehmen.«

Ohne einen Augenblick nachzudenken, variierte ich, was ich zeit meines Lebens zu hören bekommen hatte.

»So sind wir Frauen eben.«

»Manche sind halt ein bisschen mehr, andere ein bisschen weniger.«

»Wenn Ihre Beine Sie wirklich stören, sollten Sie einfach mehr Sport treiben.«

Sätze, die ich mir gewissermaßen einverleibt hatte und die ich jetzt ganz automatisch in Gedanken abspielte.

Corinna war nicht so leicht von ihrem Verdacht abzubringen. Sie reagierte einfühlsam. Sie schickte mir Fotos von Betroffenen, eine medizinische Beschreibung des Krankheitsbildes. Ich blieb bei meiner Überzeugung. Meine Bekannte konnte mit ihrer Vermutung einfach nicht richtigliegen.

Ich war gewissermaßen negativ konditioniert, und es brauchte mehr als zwei Sätze, um mich von meiner Überzeugung abzubringen, die so schmerzhaft wie falsch war.

Heute denke ich, dass es noch einen anderen Grund für meine ungläubige Reaktion gab. Jahrelang laborierte ich an meinem Figurproblem – und nun sollte die Lösung dafür so einfach sein? Eine genetisch bedingte Fettverteilungsstörung? Meine Abwehrhaltung war nicht etwa der Tatsache geschuldet, dass ich nicht krank sein wollte. Im Gegenteil. Ich erlaubte es mir nicht. Wie könnte ein anderer als ich selbst schuld an meinem Unglück sein? Eine genetische Disposition?

Doch der Chat mit Corinna hatte mich nachdenklich gemacht. Das Thema war faszinierend, selbst wenn es mich nicht betref-

fen konnte. Stundenlang hob ich den Blick nicht mehr vom Bild-
schirm meines Computers. Ich klickte mich durch Gesundheits-
foren, las Erfahrungsberichte anderer Patientinnen, Ärztetipps.
Mein Widerstand schmolz so langsam, aber sicher wie das Eis
des Polarmeers im Klimawandel. Was ich da las, kam mir bekannt vor, aber noch war ich nicht bereit, den einzig richtigen
Schluss zu ziehen.

In den Geschichten wildfremder Frauen fand ich meine eigene
wieder. War es wirklich möglich, dass ich mich ein halbes Leben
lang getäuscht und unnötigerweise gequält hatte? Und, wichtiger noch: Gab es Rettung?

Corinna hatte mir nahegelegt, ich möge einen Beratungstermin
bei einem Phlebologen (Venenspezialist) oder Dermatologen
(Hautarzt) vereinbaren, der sich mit Lipödem auskannte, und
schließlich entschloss ich mich, ihrem Rat zu folgen. Ich hatte
auf Fantasiereisen mit einem Hypnosearzt mein Inneres durch-
forstet und war mit einer Therapeutin in die Vergangenheit auf-
gebrochen. Ich hatte so viele Fachleute und solche, die sich dafür hielten, um Rat gefragt. Ein Arztbesuch mehr oder weniger
fiel wirklich nicht ins Gewicht.

Fieberhafte Recherche

In den folgenden Tagen und Nächten verschlang ich alles, was im Internet über das Krankheitsbild Lipödem zu finden war. Informationsbroschüren, Fallbeispiele, Erfahrungsberichte. Für mich war Lipödem ein Page-Turner, absolut faszinierend. Kein Thriller, kein Fantasyroman hatte mich je so gefesselt.

Offenbar glomm in meiner Brust bereits ein Funke Hoffnung, auch ich könnte von dieser Erkrankung betroffen sein. Wenn ich in diesem Zusammenhang von »Hoffnung« spreche, tue ich es ganz bewusst. Chronisch krank zu sein ist wirklich nicht wünschenswert. Im Gegenteil, es bedeutet schreckliche Einschränkungen.

Wenn ich aber betroffen wäre, würde ich endlich wissen, warum ich so lange leiden musste. Verstehen hilft, so banal es auch klingen mag.

Außerdem sind Krankheiten behandelbar – anders als diffuse Schmerzen und Beschwerden.

Insgeheim hoffte ich wohl bereits, ich könnte zu den Betroffenen zählen, aber zu diesem Zeitpunkt gestand ich es mir nicht ein. Zu groß wäre die Enttäuschung gewesen, zu tief der mögliche Fall.

Ein Stiefkind der Wissenschaft

Die Krankheit, von der ich durch Zufall erfahren hatte, erhielt ihren Namen 1940 von den US-amerikanischen Forschern Allen und Hines. Die beiden Mediziner beschrieben Symptome, entwickelten aber keine Behandlungsmethoden. Bis in die 80er-Jahre hinein gab es keine saubere medizinische Definition des Krankheitsbildes. Lipödem blieb ein Stiefkind der medizinischen Wissenschaft und Praxis.

Erst nach der Jahrtausendwende wurde Lipödem als eigenständiges Krankheitsbild anerkannt und entsprechend behandelt.

Bis heute wird die Krankheit an deutschen Universitäten nicht im Rahmen des Lehrplanes behandelt. In ganz Deutschland gibt es keinen Lehrstuhl für lymphologische Erkrankungen. Kein Wunder, dass viele Ärzte noch immer so unwissend sind und verständnislos reagieren – was von Betroffenen zu Recht bemängelt wird.

Ich las, Lipödem gehöre zu den »lymphologischen Krankheitsbildern« – und hielt einen Augenblick inne. Die Vorstellung des Lymphsystems, die der Biologieunterricht bei mir hinterlassen hatte, war mehr als vage. Ein Klick gab den nächsten, und ich erfuhr, das Lymphsystem bestehe aus Lymphgefäßen, Lymphknoten und Milz. Als Netzwerk aus lymphatischen Organen und Gefäßen durchzieht es den gesamten Körper. Lymphknoten organisieren die immunologische Abwehr.

Zu diesem Zeitpunkt ahnte ich nicht, dass ich nur wenige Monate später zwischen Ärzten, Kompressionsstrumpfherstellern und Physiotherapeuten bei einem Lymphkongress sitzen und einen plastinierten Oberschenkel im Längsschnitt betrachten würde. Die feine, unendlich scheinende Verästelung der Lymphkapillaren im menschlichen Körper ließ mich staunen. Heute kann ich ohne Übertreibung sagen, dass die Diagnose Lipödem nicht nur mein Leben verändert, sondern auch meinen Horizont erweitert hat.

Das Lymphgefäßsystem arbeitet mit dem Blutkreislauf zusammen und transportiert überschüssige Zellflüssigkeit, Fremdstoffe und Stoffwechselprodukte aus dem Körpergewebe in Richtung Herz. Wer gerne in Bildern denkt, der möge sich ein Einbahnsystem vorstellen, das von der Peripherie ins Zentrum führt.

Über einen höchst komplexen Mechanismus entsorgt das System bis zu vier Liter täglich.

Derart mit Grundlagenwissen ausgestattet, vertiefte ich mich in das Krankheitsbild und näherte mich dem Thema an, das mich so brennend interessierte. Was war es für eine Erkrankung, an der Corinna litt und die sie auch bei mir vermutete?

Was ist Lipödem?

Ich las, Lipödem sei eine Fettverteilungsstörung und zeichne sich durch eine zunehmende Verschlechterung des Rückflusses der Lymphe zum Blutkreislauf aus: Das lipödematöse Fettgewebe, von dem bislang niemand ganz genau weiß, woher es kommt und wie es entsteht, produziert zu viel Lymphflüssigkeit, welche durch die vorhandenen gesunden Lymphgefäße zunehmend schlechter abtransportiert wird. Ist der Abfluss deutlich überlastet, kommt es zur »Überschwemmung« des Fettgewebes mit Lymphe.

Am Anfang dieser Entwicklung stehen jedoch, wie gesagt, die krankhaft veränderten Fettzellen – doch die genauen Ursachen sind bis heute nicht erforscht. Da Lipödem nur Frauen betrifft und immer während der Pubertät auftritt, sich aber während einer Schwangerschaft und während der Wechseljahre drastisch verschlechtern kann, wird von einem entscheidenden Einfluss hormoneller Faktoren (einer der Hauptverdächtigen in diesem Zusammenhang: Östrogen) ausgegangen. In vielen Fällen tritt das Krankheitsbild innerhalb einer Familie gehäuft auf. Es handelt sich also um eine genetisch bedingte, vererbbare Krankheit.

Lipödem verändert die Körperform. Alle Betroffenen weisen eine Vermehrung des Unterfettgewebes an den Beinen und, in 90 Prozent der Fälle, auch an den Armen auf. Symptomatisch ist das deutliche Missverhältnis zwischen Ober- und Unterkörper bzw. Rumpf und Armen: eine schlanke Taille, aber dicke Oberschenkel, Reiterhosen, Polster im Bereich der Oberschenkelinnenseiten und säulenartig geformte Beine bis zum Fußgelenk, unförmige, konturlose Arme – bei ganz normalen, unauffälligen Füßen und Händen.

Das sogenannte Leitsymptom der Krankheit sind aber die Schmerzen: Druckschmerzen, deren Ausprägung von Fall zu Fall variiert.

Die sogenannten Ödeme, die Flüssigkeitsansammlungen im Unterhautgewebe infolge des verschlechterten Lymphabflusses verursachen zunehmende Beschwerden, je weiter die Krankheit voranschreitet. In einem frühen Stadium der Krankheit sind die Ödeme morgens oft kaum oder gar nicht vorhanden, abends aber deutlich sichtbar. Wenn die Krankheit voranschreitet, klagen Patientinnen über ständig geschwollene, schwere und druckempfindliche, schmerzende Beine. Diese Symptome gehen mit einer erhöhten Neigung zur Hämatombildung einher: Schon leichte Berührungen oder Stöße führen zu Blutergüssen.

Blieb die Krankheit lange unerkannt, belastet sie in vielen Fällen die Psyche der Patientinnen. Zum einen verschlechtern sich zusehends ihre Figur und ihr Körperbild, zum anderen wird das Scheitern von Diäten und Sportprogrammen oft von Außenstehenden und den Betroffenen selbst auf einen Mangel an Disziplin oder Willenskraft zurückgeführt.

Nicht wenige Frauen geraten mit der Zeit in einen Diätkreislauf, der ihr Ernährungsverhalten dauerhaft aus dem Gleichgewicht bringt und eine weitere Gewichtszunahme zur Folge hat. Mangelernährung – oft über Jahre hinweg – zieht Körper und Seele in Mitleidenschaft, mögliche Folgen sind eine Verschlechterung des Hautbildes und der Haarstruktur, Gelenkverschleiß oder Muskelabbau. Betroffene fühlen sich müde und abgespannt. Jede Form von Bewegung wird zunehmend beschwerlicher, schmerzhafter.

Zu diesem Zeitpunkt empfinden Betroffene ihre Beine längst als Stigma, als einen Makel, der sie von glücklichen, gesunden

Frauen ihres Alters unterscheidet. Dann wird Lipödem zum Grund für inneren und äußeren Rückzug.

Stadien

Anhand des Hautbildes differenzieren Fachärzte in der Regel drei Stadien der Erkrankung.

Stadium I: glatte bis feinknotige Hautoberfläche (das Phänomen der sogenannten Orangenhaut) bei verdicktem Unterhautgewebe. Druckschmerzen.

Stadium II: unebene Hautoberfläche (Mediziner sprechen vom sogenannten Matratzenphänomen, da die Haut wie »abgesteppt« wirkt) bei verdicktem, leicht knotigem Unterhautgewebe. Druckschmerzen.

Stadium III: sehr unebene Hautoberfläche bei verdickter, verhärteter Unterhaut. Es kommt zu »Kragenbildung« an den Fußknöcheln. Ist die Krankheit so weit fortgeschritten, können Fettwülste und Hautlappen an den Knieinnenseiten Patientinnen beim Gehen behindern. Durch »Wundlaufen« kann es zu schmerzhaften Entzündungen kommen. Druckschmerzen.

Im Verlauf meiner Recherche fiel mir auf, dass nicht nur der Volksmund, sondern auch die Fachsprache mit Begriffen aus der Stoff- und Bekleidungsbranche operierte, um das Erscheinungsbild dieser Krankheit zu fassen: »Reiterhosen«, »Kragenbildung«, »Pluderhose mit Gummizug« und »Matratzenhaut«. Diese merkwürdige Entdeckung brachte mich ins Nachdenken.

Meine Beine waren mir immer fremd geblieben. Das war beinahe, als läge irgendwo unter den Fettwülsten und Hautlappen meine wahre Gestalt verborgen. Verborgen, verhüllt, verkleidet.

Konnte es sein, dass ich in der Fachliteratur tatsächlich meinen eigenen Fall beschrieben fand? Litt ich seit Jahren unter einer chronischen Krankheit, ohne etwas davon zu ahnen?

Außerdem fiel mir auf, dass selbst unter Medizinern die Meinungen und Begrifflichkeiten stark voneinander abweichen. Ich hatte den Eindruck, als kategorisierte jeder die Erkrankung und ihre Stadien ein bisschen anders. Auch die Beurteilung der Behandlungsmethoden und Heilungschancen variieren.

Dieser Umstand macht es Betroffenen gewiss nicht leichter, sich Klarheit über das Krankheitsbild zu verschaffen.

Die Notwendigkeit abzugrenzen: Fehldiagnosen und ihre Folgen

Mit wachsendem Interesse las ich von häufigen Fehldiagnosen und ihren Folgen. Lipödem ist insofern tückisch, als es im Hinblick auf Erscheinungsbild und Begleitsymptome durchaus Ähnlichkeiten zu anderen Krankheiten aufweist. Noch existieren keine krankheitstypischen Laborbefunde, auf die sich eine Diagnose stützen könnte.[1]

Wichtig ist die Abgrenzung zur sogenannten Lipohypertrophie, die ebenfalls während der Pubertät auftritt und die weibliche Körperform verändert. Betroffene zeigen das sogenannte Reiterhosenphänomen. Allerdings haben sie keine »Ödeme«. Sie leiden weder unter Schmerzen oder Druckempfindlichkeit noch neigen sie zur Bildung von Blutergüssen.

Ich mag sprechende Begriffe, und in diesem Fall lohnt es sich, auf die Bildlichkeit einzugehen. »Reiterhosen« haben für mich nichts Erschreckendes, ganz anders als »Elefantenbeine«. Das Wort »Reiterhosen« weckt bei mir Erinnerungen an die Mode der 80er-Jahre: schlanke Frauen in taillierten, nach unten hin eng zulaufenden Hosen mit leicht ausgestellten Hüftnähten. Eine Form, die der weiblichen Physis entgegenkommt, anstatt sie zu deformieren. Vielleicht kann eine leichte Ausprägung des Reiterhosenphänomens sogar sexy sein? Sicher ist, dass es in den Bereich der Kosmetik fällt – schlimmstenfalls sind »Reiterhosen« ein Fall für den Schönheitschirurgen.

---

1 Vgl. auch: Von welchen anderen Erkankungen muss das Lipöden abgegrenzt werden. In: Das Lipödem. Ratgeber für Patienten. JOBST. Comfort, Hearth and Style.

Wer aber Lipödem mit Lipohypertrophie verwechselt und sich in seinem Irrtum für das *kosmetische* Fettabsaugen entscheidet, begeht einen gefährlichen Fehler. Viele Lipödem-Operateure arbeiten aus gutem Grund mit der sogenannten Liposculptur, einer Methode, die sich grundsätzlich von ihrer kosmetischen Schwester, der Liposuktion, unterscheidet und lymphschonend arbeitet.

Wichtig ist auch die Abgrenzung des Lipödems vom sogenannten Lymphödem, einer anderen Erkrankung des Lymphsystems, bei der ebenfalls die Lymphe nicht richtig abfließt. Gewöhnlich zeigt diese Erkrankung sich – im Gegensatz zum Lipödem – zunächst am Unterschenkel, bevor sie auf den Oberschenkel übergreift. Für das Anfangsstadium ist die Schwellung eines Beines charakteristisch. Später fängt auch das zweite an, dick zu werden. Lymphödem dehnt sich auch auf die Füße und Hände der Betroffenen aus – in vielen Fällen findet sich in einem fortgeschrittenen Stadium das »Stemmersche Zeichen« an den Fußzehen, d.h., die Rückhaut z.b. über der zweiten und dritten Zehe ist verdickt und schwer oder überhaupt nicht mehr abhebbar. Anders als Lipödem-Patientinnen leiden Betroffene weder unter Druckschmerzen noch unter einer krankhaften Neigung zu Blutergüssen. Ein Lymphödem kann angeboren (primär) oder Folge krankhafter Veränderungen sein (sekundär).

Eine Möglichkeit der Unterscheidung zwischen Lipödem und Lymphödem ist der Drucktest: Wenn man Druck auf den Oberschenkel einer Lymphödem-Patientin ausübt, entsteht, anders als bei einer Lipödem-Patientin eine Delle, die sich nicht sofort zurückbildet.

Am häufigsten wird Lipödem in der ärztlichen Praxis mit Adipositas (krankhaftem Übergewicht, auch »Fettleibigkeit«) verwechselt. Adipositas ist in Deutschland weit verbreitet und betrifft sowohl Männer als auch Frauen.

Nach geltender Definition der Weltgesundheitsorganisation wird von Fettleibigkeit gesprochen, wenn der Body-Mass-Index den Wert von 30 übersteigt. Der Body-Mass-Index, abgekürzt BMI, wird nach der Formel Körpergewicht (in Kilogramm) durch Größe (in Meter) zum Quadrat errechnet. Er erlaubt allerdings nur eine grobe Einschätzung, da er Werte wie den prozentualen Anteil von Muskelmasse nicht einbezieht und nichts über die Verteilung des Körperfetts aussagt.

Anders als Lipödem zeichnet sich Adipositas auch durch eine Fettgewebsvermehrung am ganzen Körper aus, oft mit Betonung des Rumpfes (man spricht in diesem Fall von »Stammfettsucht«). Die Proportionen zwischen Rumpf und Extremitäten bleiben unauffällig, d.h., weder die Beine noch die Arme der Betroffenen sind im Verhältnis zum übrigen Körper besonders dick. Das vermehrte Fettgewebe eines Adipositas-Patienten verursacht außerdem keine Schmerzen. Betroffene leiden hingegen oft unter Kurzatmigkeit, starkem Schwitzen, fehlender Ausdauer und schneller Ermüdung.

Krankhaftes Übergewicht kann schwerwiegende Folgeerkrankungen wie Diabetes, einen erhöhten Cholesterinspiegel und Bluthochdruck nach sich ziehen. Bei Lipödem-Patienten bewegen sich die Blutwerte hingegen in den meisten Fällen konstant im unauffälligen Bereich.

Die Ursachen für eine Adipositas-Erkrankung liegen meist in einer Kombination aus genetischer Veranlagung und ungesundem Lebensstil.

Grundlage jeder Adipositas-Behandlung ist daher eine dauerhafte Umstellung der Ernährungsgewohnheiten des Patienten. Grundsätzlich soll die Kalorienzufuhr reduziert und der Kalorienverbrauch durch Sport und Bewegung erhöht werden. Die aktive Mithilfe des Patienten ist eine Voraussetzung für die Besserung des Krankheitsbildes; gefragt sind Willenskraft, Disziplin und Ausdauer.

Die Information, dass Lipödem noch immer oft mit Adipositas verwechselt wird, machte mich stutzig. Es war erst wenige Monate her, dass ein Kölner Arzt mich aufgrund meines BMI als adipös eingestuft hatte. Jetzt las ich, dass Lipödem den BMI »verfälscht« – infolge der dicken Beine ist der Grenzwert von 25 schnell überschritten.

Um zu ermitteln, ob sich das Gewicht einer Lipödem-Patientin im normalen Bereich bewegt, gehen Spezialisten übrigens anders vor. Sie ziehen von der Größe (in Zentimetern) 100 ab und rechnen 12 bis 18 Kilogramm dazu – je nach Krankheitsstadium. Dieser Wert entspricht dem Normalgewicht.

Ich begriff, dass sich fast alles, was mir in den letzten zwanzig Jahren von ärztlicher Seite geraten worden war, unter dem Begriff »Adipositas-Behandlung« fassen ließ. Wenn ich – was ich noch immer nicht zu hoffen wagte – tatsächlich an Lipödem litt, war es nur natürlich, dass meine dicken Beine regelmäßigem Ausdauertraining und diätischer Ernährung widerstanden hatte. Lipödem ließ sich von solchen Anstrengungen nicht im Geringsten beeindrucken.

Neugierig scrollte und klickte ich mich weiter durch seitenweise Informationsmaterial, auf der Suche nach einer effektiven Behandlungsmethode. Ich fand zwei angesehene Therapieformen, die konservative und die operative.

Behandlungsformen:
Die konservative Therapie

Die konservative Behandlungsmethode (»Komplexe Entstauungstherapie«) setzt, je nach Schweregrad der Erkrankung, auf eine Kombination aus regelmäßiger Lymphdrainage, Kompression und Hautpflege.

Die wohltuende Wirkung von Lymphdrainagen hatte ich ja an Bord der »Arkona« kennengelernt – durch sanfte Massagen hatten die Physiotherapeuten an Bord den Abfluss der Lymphe angeregt. Kein Wunder, dass es mir danach so viel besser gegangen war – wenn ich denn tatsächlich unter Lipödem litt. Erst jetzt begann ich, diese Behandlungsmethode richtig zu verstehen.

Zu meiner Überraschung erfuhr ich auch, dass es zahlreiche Kompressionsmöglichkeiten gibt. Zunächst finden sich auf dem Markt rund gestrickte und flach gestrickte Kompressionsstrümpfe – also Strümpfe mit und ohne Naht –, darüber hinaus stellen sogenannte Kompressionsstrumpfhersteller auch Arm-. strümpfe, Boleros und Strumpfhosen her. Außerdem werden An- und Ausziehhilfen angeboten. Es ist Aufgabe des Facharztes, über Form und Kompressionsklasse zu entscheiden und der Patientin ein entsprechendes Rezept auszuschreiben.

Wer sich für diese Behandlungsmethode entschließt, erreicht im Idealfall eine Schmerz- und Drucklinderung. Oft kann das Fortschreiten der Krankheit eingedämmt werden, niemals verhindert. Dafür verbringen Patientinnen fortan einen Großteil ihrer Zeit im Behandlungszimmer einer physiotherapeutischen oder ärztlichen Praxis: Eine Voraussetzung des Gelingens der Methode sind zwei bis drei Lymphdrainagen wöchentlich plus 365 Tage Kompression im Jahr ... ein Leben lang.

Außerdem wird Kompressionskleidung den Patientinnen, die sich für die konservative Therapie entscheiden, zur zweiten Haut: In der Freizeit, am Arbeitsplatz und bei jeder Form von Bewegung ist sie unabdingbar.

Die konservative, schmerzlindernde Therapie wird in der Regel von den Kassen getragen, erfordert aber viel Zeit und Geduld. Anstatt die Ursache der Erkrankung zu bekämpfen, beschäftigt sie sich mit ihren Symptomen, lindert Schmerzen und bekämpft Beschwerden. Die optische Erscheinungsform der Krankheit bleibt unverändert. Arme beziehungsweise Beine der Betroffenen bleiben dick und unförmig. Während krankheits- oder urlaubsbedingter Behandlungspausen verschlimmern sich sofort die Schmerzen und Symptome der Krankheit.

Wer weitgehend lipödemfrei leben will, wird sich möglicherweise für eine andere Behandlungsmethode entschließen: die operative Therapie, spezielle Verfahren der Fettabsaugung.

Behandlungsformen:
Die operative Therapie

Erklärtes Ziel der lymphologischen Liposuktion, also der Entfernung des überschüssigen, krankhaften Fettgewebes, ist neben der Verbesserung des Lymphflusses und damit einhergehender Beschwerdefreiheit die Widerherstellung der Körpersymmetrie.

Bei meiner Recherche stieß ich auf verschiedene Verfahren. Einige Ärzte und Kliniken bieten die sogenannte WAL-Methode an. Sie ist wasserstrahlassistiert, arbeitet also mit Wasser und findet vor allem in der kosmetischen Chirurgie Anwendung.

Ich habe mich später auf Anraten meines Arztes gegen sie entschieden und für eine im Folgenden beschriebene, besonders lymphgefäßschonende Alternative, die sogenannte lymphologische Liposculptur. Ich bin kein Arzt und kann nur von meiner persönlichen Erfahrung ausgehen. Wer vor derselben Entscheidung steht wie ich, dem rate ich, alle Möglichkeiten gründlich zu prüfen.

Bei der lymphologischen Liposculptur kommt in der Regel keine Vollnarkose zum Einsatz, sondern die Tumeszenzanästhesie – eine Form der Lokalanästhesie, die 1987 von dem amerikanischen Hautarzt Jeffrey Klein für diesen Zweck entwickelt wurde.

Dabei wird eine pharmakologische Mischung aus Kochsalzlösung, örtlichem Betäubungsmittel, Bicarbonat und stark verdünntem Adrenalin, die das Blutungsrisiko senkt und zur Aufweichung des Fettgewebes führt, direkt in das Fettgewebe eingespritzt.

Die Fettabsaugung funktioniert dann folgendermaßen: Über minimale Einschnitte werden vibrierende Mikrokanülen in das kranke Gewebe eingeführt.

Durch die Vibration wird nur das (durch das Einleiten der Tumeszenzlösung) aufgeweichte, locker in der Bindegewebsstruktur sitzende Fett abgesaugt; umliegende Nerven und Gefäße aber werden geschont. Das Adrenalin bewirkt unter anderem, dass sich die Gefäße zusammenziehen und Verletzungen weniger stark bluten. Die stumpfe Form des Kanülenendes beugt ungewollten Schnitt- oder Stichverletzungen vor.

Die Einstichstellen sind nicht größer als 4 Millimeter und müssen nach der OP weder verklebt noch genäht werden.

Nach wenigen Tagen heilen die verbliebenen »kleinen Löcher« von alleine ab. Auffällige Narben bleiben nicht zurück.

Diese Form der Liposuktion erlaubt Patientinnen, in relativ wachem Zustand aktiv »mitzuarbeiten«, die Beine oder Arme auf Anweisung anzuheben, zu drehen oder zu wenden und gegebenenfalls anzuspannen.

Anders als bei Eingriffen der kosmetischen Chirurgie wird bei der lymphologischen Liposculptur immer parallel zu den Lymphbahnen gearbeitet, um das Verletzungsrisiko zu minimieren. Das Hauptziel der Operation ist nicht die Verbesserung der Optik, sondern die möglichst vollständige Entfernung erkrankten Gewebes. »Das Übel bei der Wurzel packen« könnte man auch sagen. »Ganz nebenbei« wird natürlich auch ein optischer Effekt erzielt.

Für ein dauerhaftes Ergebnis werden die Beine (und Arme) der Betroffenen »komplett abgesaugt«, also beispielsweise vom Knöchel bis zur Leiste, und nicht stellenweise.

Würde, wie es in der kosmetischen Chirurgie üblich ist, nur stellenweise gearbeitet, verursachte Lipödem an den nichtbehandelten Körperpartien weiterhin Schmerzen und Beschwerden.

Natürlich ist der Eingriff nicht frei von Risiken. Wie bei jeder anderen Operation kann es in äußerst seltenen Fällen zu Infektionen und Wundheilungsstörungen kommen. Letzterem wird gemeinhin mit einer prophylaktischen Antibiotikumbehandlung vorgebeugt.

Trotz der äußerst gewebeschonenden Methode besteht eine geringe Gefahr unerwünschter Narbenbildung, der Gewebeverhärtung sowie der Dellen- oder Zystenbildung.

Werden Hautnerven irritiert, können nachträglich vorübergehende Taubheitsgefühle auftreten.

Das Risiko lebensbedrohlicher Komplikationen wie Fettembolie, Thrombosen, Lungenembolie oder einer allergischen Reaktion ist nicht höher als bei vergleichbaren chirurgischen Eingriffen. In vielen Fällen wird eine Thromboseprophylaxe empfohlen. Grundsätzlich sind drei Operationen notwendig, bis das gewünschte Resultat erzielt ist: Beinaußenseiten, Beininnenseiten und Arme.

Werden große Mengen Gewebe abgesaugt, wird in der Folge womöglich eine Oberschenkel- oder Oberarmstraffung erforderlich.

Dort, wo meine Operation vorgenommen wurde, bleibt die Patientin nach der Operation eine Nacht zur Beobachtung in der Klinik. Die Nachbehandlung umfasst Kompression durch spezielle Miederware, abschwellende Maßnahmen (Hochlegen der Beine, Einnahme abschwellend wirkender Medikamente) und Lymphdrainage.

Ich las, dass bei der Wahl eines passenden Operateurs Vorsicht geboten sei: Zurzeit gebe es deutschlandweit nur wenige operierende Dermatologen (von diesem Fachbereich war ja das OP-Verfahren entwickelt worden) und plastisch-ästhetische Chirurgen, die diese OP-Techniken perfekt beherrschten.

Immer ausführlicher beschäftigte ich mich mit dem Thema »Lipödem« und seinen Behandlungsmöglichkeiten. Natürlich nur, weil es mich »interessierte«.

Auf der Suche nach Experten in meiner Nähe stieß ich auf die CG Lympha, eine Praxis für Operative Lymphologie auf dem Gelände des Kölner St.-Hildegardis-Krankenhaus. Auf der Internetseite eines der beiden hiesigen Operateure, Professor Mauel E. Cornely, las ich, trotz des chronischen Verlaufs der Krankheit seien die Ergebnisse der Liposculptur erfahrungsgemäß dauerhaft.

Gut zu wissen, auch wenn ich noch immer nicht davon ausging, dass diese ganze Sache mich betraf.

Soweit ich sehen konnte, hatte die operative Lipödem-Therapie nur einen entscheidenden Haken: Im Regelfall wurden die entstehenden Kosten nicht von den Kassen übernommen. Die Liposculptur galt – und gilt auch heute noch – als neue Behandlungsmaßnahme, und der Bundesausschuss der Ärzte und Krankenkassen hatte noch keine entsprechende Empfehlung ausgesprochen. Das heißt, die operative Behandlung der Erkrankung gehörte nicht zu den sogenannten Regelleistungen im Sinne des Leistungskataloges der gesetzlichen Krankenkassen.

Die Höhe der anfallenden Kosten pro Operation variiert von Arzt zu Arzt und je nach Stadium und Schweregrad der Erkrankung. Im Durchschnitt beläuft sie sich derzeit auf etwa 4500 Euro. (Allerdings ist die Kostenübernahme durch die Kassen auch bei der konservativen Therapie keine Selbstverständlichkeit. Gemeinhin werden laut Regelkatalog sechs Lymphdrainage-Behandlungen pro Quartal gezahlt, Ärzte empfehlen aber zwei bis drei Sitzungen wöchentlich. Wer mehr benötigt, bewegt sich außerhalb des »Regelfalles« und muss eine sogenannte Langzeitverordnung beantragen. Ob das genehmigt wird, liegt wiederum im Ermessen der Krankenkassen.)

Ich fand heraus, dass dieses Problem bereits ausgiebig auf einschlägigen Plattformen wie lipoedem-forum.de diskutiert wurde. Viele Betroffene hatten trotz der schlechten Aussichten auf Kostenübernahme für eine Liposuktion einen Antrag gestellt und befanden sich seit mehreren Jahren in einem Widerspruchsverfahren. Manche waren sogar bis vor das Sozialgericht gezogen – eine ziemlich abschreckende Vorstellung. Erst führst du jahrelang einen aussichtslosen, zweifachen Kampf gegen deine dicken Beine und das Unverständnis deiner Umwelt. Dann hast du endlich eine Möglichkeit gefunden hast, sie loszuwerden, und musst sie vor Gericht durchsetzen.

Wer sich entschließt, die Auslagen selbst zu tragen, kann sie zum Jahresende als »außergewöhnliche Belastungen« bei der Steuererklärung geltend machen. Ein schwacher Trost.

An Tag drei, nachdem ich durch Corinna von Lipödem erfahren hatte, kannte ich mich bereits ziemlich genau mit dem Krankheitsbild aus. Ich wusste, welche Therapieformen Betroffenen zur Wahl standen und dass Frauen, die sich für die Liposculptur entschieden, entweder tief in die Tasche greifen oder sich auf einen Rechtsstreit gefasst machen mussten. Natürlich litten vor allem die kleinen Leute unter diesem Zustand, Betroffene, die weder für die Kostenübernahme noch für einen jahrelangen Rechtsstreit gerüstet waren.

Was ich nicht wusste, war, was Patientinnen selbst zur Linderung ihrer Beschwerden und Verbesserung ihrer Figur beitragen konnten. Irgendetwas musste man als Betroffene doch tun können?

Kompression, Kälte und Ausdauersport: Was Lipödem nicht schmeckt

Wird Lipödem erst im fortgeschrittenen Stadium diagnostiziert, haben viele Betroffene ihr Essverhalten bereits mit einer Reihe Diäten zerstört und infolge des Jo-Jo-Effekts überschüssige Pfunde zugelegt.

Sie haben am eigenen Leib erfahren, was ihnen nun auch der Arzt noch einmal bestätigen kann: Weder Crashdiäten noch Fastenkuren oder Sport ändern etwas am Bein- oder Armumfang.

Die Diagnose ist allerdings kein Freischein: Übergewicht beeinflusst den Verlauf der Erkrankung und sollte unbedingt vermieden werden. Denn dadurch kann es zu zusätzlichen Erkrankungen kommen. In manchen Fällen beschleunigt Adipositas zum Beispiel die Entwicklung eines sogenannten sekundären Lymphödems, einer empfindlichen und dauerhaften Schädigung des Lymphsystems.

Statt auf Hungerkuren zu setzen, sind Patientinnen angehalten, sich ausgewogen und vitaminreich zu ernähren. Hilfe finden Betroffene bei Ärzten, Krankenkassen und Ernährungsberatern.

Neben gesunder Ernährung wird regelmäßige Bewegung empfohlen.

Besonders geeignet sind neben sanftem Training wie Wandern oder Spazierengehen die sogenannten Ausdauersportarten: Walking und Nordic Walking, Skilanglauf, Aquacycling, Aquafitness oder Schwimmen. Wer an Lipödem leidet, weiß, wie angenehm die Bewegung im kühlen Nass ist. Bei gleichzeitiger

Entlastung der Gelenke wird massageartig Druck auf die Haut ausgeübt. Eine Lymphdrainage der anderen Art.

Sportarten wie Tennis, Fußball oder Squash sollten dagegen zurückhaltend betrieben werden, abrupte Anlauf- und Stoppbewegungen gemieden.

Generell wird geraten, bei jeder Art von Sport Kompressionskleidung zu tragen.

Häufig wirkt Hitze sich negativ auf das Wohlbefinden der Patientinnen aus. Wer an Lipödem leidet, sollte selbst herausfinden, ob Solarien- und Saunabesuche ihm wirklich guttun und ob er womöglich lieber in nördlicheren Gefilden die Ferien verbringt statt in schwül-heißen Urlaubsländern.

Doch all das verschafft nur Linderung – für Abhilfe sorgt anscheinend nur die operative Methode.

Die Diagnose

Nach einigen Tagen fieberhafter Recherche war ich bereit.

Ich kannte das Krankheitsbild, die Symptome und die Verlaufs-
formen von Lipödem. Ich wusste, welche Behandlungsmethoden es gab und was Patientinnen im Alltag tun konnten, um
Beschwerden zu lindern und das Fortschreiten der Krankheit
einzudämmen. Last, but not least hatte ich in Erfahrungsberichten von Schicksalen gelesen, die meinem erschreckend ähnlich waren.

Ich glaubte noch immer nicht an die Diagnose, aber ich war bereit, mich untersuchen zu lassen.

Nach Gesprächen mit Christian und meiner Mutter (beide hatten mich in meiner Absicht bestärkt) wählte ich die Nummer
der CG Lympha in Köln und ließ mir einen Termin bei Herrn
Prof. Cornely geben. Der Facharzt für Haut- und Geschlechts-
krankheiten arbeitete seit Jahren als Operateur und hatte den
Berufsverband der Lymphologen e.V. gegründet. Außerdem
hatte er das Verfahren der Liposculptur entwickelt.

Mein Vertrauen in Ärzte und Diagnosen war in den vergangenen Jahren genauso in Mitleidenschaft gezogen worden wie
mein Essverhalten, aber einen Versuch war es allemal wert.

Je näher der Termin rückte, desto aufgeregter wurde ich. Bange
Erwartung und die Angst, enttäuscht zu werden, lieferten sich
in meiner Gefühlswelt ein Kopf-an-Kopf-Rennen. Der Arztbesuch wurde zum Tag der Entscheidung.

Als ich die Glastür zu den hellen Praxisräumen aufdrückte, wusste ich nur eines mit Sicherheit: Wenn ich tatsächlich an Lipödem litt, würde ich mich operieren lassen. Diese Gewissheit war einfach da gewesen, ich hatte nicht lange darüber nachgedacht, keine Listen mit Pros und Contras gemacht und keine Freunde um Rat gefragt. In meinem Beruf war es unmöglich, tagtäglich Kompression zu tragen und zwei- bis dreimal in der Woche zur Drainage zu gehen.

Seit mehreren Jahren gab ich Brigitte Schnell in der RTL-Serie »Alles was zählt«.

Sollte ich den Autoren der Serie sagen: Streich mich am Montag, Mittwoch und am Freitagvormittag aus dem Drehbuch? Das war schlicht unmöglich.

Neben dieser äußeren Notwendigkeit stand die innere: Ich hatte das alles so satt! Ich wollte mich nicht länger verstecken. Ich wollte im Sommer nicht mehr unter der Hitze leiden wie ein Eisbär in der Savanne. Ich wollte nicht mehr mit schweren Beinen die Treppe hinaufkeuchen, obwohl ich tagtäglich Sport machte. Ich wollte nicht mehr, dass mein Herz bis in den Hals pochte, wenn ich den Kostümfundus einer neuen Produktion betrat, weil ich Angst hatte, nichts Passendes zu finden.

Wenn ich tatsächlich krank war, würde ich nach Jahren der Ohnmacht endlich etwas tun können. Ich würde selbst über mein Aussehen entscheiden und vor allem würde ich weitgehend ohne Beschwerden leben können. Für mich wäre das ein Befreiungsschlag. Für »ein Paar neue schmerzfreie Beine« würde ich mich auf den OP-Tisch legen, ohne mit der Wimper zu zucken. Im Laufe der Jahre hatte ich meinem Körper und meiner Seele so viel Schaden zugefügt – nun war es an der Zeit für eine Versöhnung.

Delfinschwimmen

In den Tagen vor dem Arzttermin in der CG Lympha kam mir immer wieder ein Erlebnis in den Sinn, an das ich schon lange nicht mehr gedacht hatte – eine Erinnerung, die mich froh machte.

Vor Jahren hatte ich mir im Urlaub auf Malta einen Traum erfüllt. Ich war im »Malta Marine Park«, einem Freiluftaquarium am Meer, mit einem Delfin geschwommen.

Noch heute erinnere ich mich daran, dass es mich Überwindung kostete, meine nackten Beine zu zeigen – erst recht mit einer sperrigen Weste darüber, die meine schlanke Taille verbarg. Gewiss würde ich furchtbar aussehen. Was würden die Leute denken, wenn sie meine unförmigen Beine sahen?

Als ich zu dem Tümmler ins kühle Wasser glitt, vergaß ich meine Bedenken. Der Himmel war strahlend blau, das Wasser glasklar und die Luft roch nach Meer. Zu fünft spielten und schwammen wir in dem riesigen Becken; vier Menschen und ein Delfin. Das war ein unglaublicher Augenblick.

Später entstand ein Foto am Beckenrand: Ich stütze mich mit den Armen auf und strahle in die Kamera, der süße Delfin hat seinen Kopf mit dem länglichen Schnabel auf meine Schulter gelegt.

Ich schwärme für Delfine, seit ich denken kann. Ihre Schnelligkeit (die Tiere erreichen eine Geschwindigkeit von bis zu 55 Kilometern pro Stunde) und Wendigkeit, die Leichtigkeit, mit der sie fast akrobatische Sprünge ausführen, ihr Spieltrieb. Auch ihr Sozialverhalten – einfach alles an diesen Tieren fasziniert mich. Obwohl sie nicht unbedingt das ganze Leben in ein und derselben Gemeinschaft verbringen, bauen Delfine untereinander Bindungen auf. Immer wieder hört man von ihren Versuchen, verletzte Artgenossen zu retten.

Ich wusste nicht, dass ich die Tiere wenige Monate später in Freiheit sehen würde, während einer Whale-Watching-Tour vor der kalifornischen Küste. Der Kapitän stellte den Motor ab und das Boot glitt lautlos durch eine Gruppe Tümmler hindurch. Es waren über hundert Tiere. Sie schwammen backbord und steuerbord, sprangen in die Luft, als wollten sie uns grüßen. Staunend hielten wir den Atem an.

»Klatschen Sie, jubeln Sie«, ermunterte uns der Kapitän. »Delfine mögen das.«

Tatsächlich regierten die Tiere auf unseren Applaus, das war, als ließen sie sich von unserer Begeisterung anstecken, anstacheln. Ihre Sprünge wurden immer toller, sie tanzten, schnatterten und pfiffen. Eine bühnenreife Show. Der Inbegriff von Lebenslust.

Wenn ich tatsächlich an Lipödem litt, würde ich mich operieren lassen – und genauso frei sein. Befreit von den Schmerzen und dem ständigen Gedanken an meine Beine, an ihre hässliche Form, ihre Schwere.

Leichtigkeit, das war es, was ich wollte.

Sekt und Tränen

Auch während ich im Untersuchungsraum der CG Lympha saß und wartete, bis Herr Prof. Cornely zwischen zwei Operationen Zeit für mich hätte, dachte ich an die Meeressäuger.

Als der Mediziner endlich kam, hatte ich kalte Hände und Herzklopfen. Prof. Cornely war ein ruhiger Mann mit wachem Blick hinter randlosen Brillengläsern. Während er meine Arme und Beine besah, wappnete ich mich innerlich. Gleich würde er sich hinter all den Ärzten einreihen, die ich in den vergangenen Jahren konsultiert hatte. Der Mann wirkte freundlich und besonnen – wahrscheinlich würde sein Urteil sanft ausfallen.

»Schlechtes Bindegewebe, Frau Kaniuth«, hörte ich ihn in Gedanken schon sagen. »Nehmen Sie ein bisschen ab, machen Sie ein bisschen Sport.«

»Spüren Sie das?« Der Arzt holte mich mit seiner Frage zurück in die Wirklichkeit. »Tut das weh?«

Irritiert sah ich zu, wie er leicht auf meine Oberschenkel Druck ausübte.

»Nein.« Ich seufzte. Ich empfand es nicht als schlimmen Schmerz. Ich kannte es nur so.

Ohne eine Erwiderung übte der Arzt leichten Druck auf meinen Bauch aus, auf eine Stelle unweit des Nabels. Das merkte ich gar nicht.

»Spüren Sie jetzt den Unterschied?«

Ich nickte überrascht. Erst jetzt wurde mir bewusst, wie druckempfindlich meine Oberschenkel waren. Es war ein himmelweiter Unterschied.

Prof. Cornely führte mich in eine Sofaecke. Als ich bequem saß, erklärte er ruhig:

»Es besteht kein Zweifel, Frau Kaniuth, Sie leiden an Lipödem.«

In den nächsten fünfzehn Minuten geschah etwas Sonderbares. Der fremde Arzt erzählte mir gewissermaßen mein Leben. Er wusste genau, was ich wann erlebt und worunter ich gelitten hatte: das Auftauchen der Beschwerden zu Beginn der Pubertät, die zahllosen Diätversuche und Fastenkuren. Die Panik, als meine Oberarme wenig später dick wurden und ihre Form verloren. Selbstzweifel, das Gefühl des Versagens. Das Schuldbewusstsein. Die Berührungs- und Druckempfindlichkeit und meine Vorliebe für kühlere Gefilde.

Anfangs stellte er noch Zwischenfragen, dann verlegte er sich ganz auf das Aufzählen von Erfahrungen, die ich immer als einzigartig und irgendwie schicksalhaft empfunden hatte. Ich konnte nur noch nicken, Ja sagen.

Auch das Bild, das der Mediziner für die Erkrankung fand, an der ich litt, blieb in meinem Gedächtnis haften:

Er verglich das betroffene Gewebe mit einem Küchenschwamm, der sich mit Flüssigkeit vollsaugt, schwer wird und anschwillt.

»Was würden Sie dagegen tun?«, fragte er freundlich.

»Auswringen«, erwiderte ich, ohne zu zögern.

Er nickte, offenbar zufrieden mit meiner Antwort.

Prof. Cornely attestierte Lipödem im zweiten Stadium. Im Bereich des betroffenen Fettgewebes wurde mehr Lymphe produziert, die sich zwischen den Zellen ansammelte. Das heißt, der Lymphabfluss wurde bereits behindert. Offenbar gab es dringenden Handlungsbedarf.

»Wenn Sie jetzt nichts tun, kommt die Lymphe womöglich ganz zum Erliegen. Dann laufen Sie Gefahr, ein sekundäres Lymphödem zu entwickeln, weil langsam, aber sicher Ihre Gefäße in Mitleidenschaft gezogen werden – das ist noch schmerzhafter und schwieriger zu behandeln«, erklärte er.

Ich nickte: Ja, ich wollte endlich etwas gegen diese Krankheit tun, die mich nun schon so lange quälte.

Ausführlich erklärte der Arzt, welche Behandlungsmöglichkeiten es gab, legte Vor- und Nachteile, Möglichkeiten und Grenzen der operativen und der konservativen Therapieform dar.

Nachdem er geendet hatte, lächelte er mich an. Ich bin überzeugt davon, dass er mir meinen inneren Aufruhr ansah und dass dieser Anblick für ihn nichts Ungewöhnliches war. Tagtäglich hatte er es mit Frauen wie mir zu tun, Patientinnen, die ihre Diagnose mit Freudentränen aufnahmen, sich endlich verstanden fühlten.

Dann zwinkerte er mir zu.

»Gönnen Sie sich heute Abend mal was Schönes, Frau Kaniuth, ein Gläschen Sekt, gutes Essen ... Ihren Beinen ist das ganz egal. Lipödem lässt sich nicht aushungern.« Zum ersten Mal verließ ich eine Praxis, die ich aufgrund meiner zunehmenden Be-

schwerden, meines Körperbildes und meiner Essprobleme aufgesucht hatte, mit dem Entschluss, ein Glas Sekt zu trinken.
Das war der beste Rat, den ich während meiner langen Karriere
im Kalorienzählen je gehört hatte. Prof. Cornely wirkte wie ein
zurückhaltender Mensch, aber in diesem Moment war er für
mich ein echter »Halbgott in Weiß«. Mithilfe dieses Arztes würde sich mein Schicksal wenden.

Mit weichen Knien ging ich an den Empfang.

»Ich hätte gerne drei OP-Termine«, sagte ich mit zittriger Stimme. »Beininnenseiten, Beinaußenseiten und Arme.«

An diesem Abend lag ich in Christians Armen und weinte vor
Glück und Erleichterung. Mir konnte geholfen werden. Ich wür-
de mir helfen lassen. Ein für allemal würde Schluss sein mit der
Dauerdiät, der Frustration und den Schmerzen.

Mit fast vierzig Jahren würde ich ein neues Leben anfangen.

Aus eigener Erfahrung weiß ich, wie schwer es ist, mit falschem
medizinischen Rat umzugehen.

Wenn man nach jahrelangem Kampf mit den Kilos, diffusen Be-
schwerden, Schmerzen und Fehldiagnosen zufällig auf das
Krankheitsbild stößt, ist man das Gegenteil von entspannt.
Man ist ängstlich, argwöhnisch, vielleicht bedürftig.

Womöglich ist auch die Unsicherheit noch da. Zweifel an der
Diagnose, Selbstzweifel. Die Furcht, es sich zu einfach zu ma-
chen, wenn man seine körperlichen Probleme einfach »auf ein
Krankheitsbild abschiebt«.

Alte Denkmuster und Verhaltensweisen lassen sich nicht von heute auf morgen durchbrechen. Jetzt ist Geduld gefragt, es ist wichtig, einen kühlen Kopf zu wahren.

Für mich war die Diagnose ein Segen, weil ich wusste, dass ich endlich ein Mittel gegen mein Leiden gefunden hatte, dass ich etwas dagegen unternehmen konnte und es auch tun würde. In meinem Fall beliefen sich die Kosten auf über 16000 Euro – auch für mich eine Stange Geld. Zum Glück hatte ich meinen sparsamen Lebensstil aus den Jahren der Ausbildung und der unsicheren ersten Zeit beibehalten, als ich nur unregelmäßig Jobangebote bekam. Ich war in meiner kleinen Wohnung geblieben und hatte immer wieder Geld zurückgelegt, einen Notgroschen, der mir jetzt zugutekam.

Anders ergeht es Betroffenen, die sich die operative Methode nicht leisten können. Ich habe selbst lange Jahre am Existenzminimum gelebt und weiß, wie es sich anfühlt, jeden Euro zweimal umdrehen zu müssen, bevor du ihn ausgibst. Für Frauen, die auch mit Unterstützung aus ihrem Umfeld und dem Anzapfen von Ersparnissen nicht das nötige Geld aufbringen, muss die Diagnose ein Schock sein.

Ich habe keinen Trost für sie – aber ich kann ihnen versichern, dass in den letzten Jahren vieles in Bewegung geraten ist. Aufseiten der Ärzteschaft hat ein Umdenken eingesetzt, und ich bin überzeugt davon, dass der Bundesausschuss und die Krankenkassen über kurz oder lang nachziehen und die lymphologische Liposculptur in ihren Regelkatalog aufnehmen.

Meine Erfahrung sagt, dass Geduld sich auszahlt – gewiss auch in diesem Fall.

Im richtigen Licht

Wenige Wochen nach der Diagnose flogen Christian und ich nach Kalifornien, an die US-amerikanische Westküste. Wir fuhren mit einem Leihwagen die berühmte Küstenstraße Highway 1 entlang, hielten hier und da und unternahmen Wanderungen durch das Gebirge des Grand Canyon und passierten die Wüstenlandschaft der Sierra Nevada.

Körperlich ging es mir während der Urlaubstage ziemlich mies – aber es machte mir nicht das Mindeste aus. Wie immer, achtete ich darauf, gesund zu essen. Das Tex-Mex-Fiasko meiner Jugend hatte ich nicht vergessen, und ich wollte vor der anstehenden OP nicht unnötig Gewicht zulegen.

Es war Frühjahr, und die Temperaturunterschiede an der Westküste waren groß. In San Francisco erreichten die Temperaturen zu dieser Jahreszeit Werte um 20 Grad Celsius, es wehte eine frische Brise vom Meer her. In L. A. war es um die 27 Grad und in der Wüste sogar bis zu 40 Grad heiß. Meine Beine waren nach ausgedehnten Spaziergängen oder langem Sitzen im Auto jeden Abend so angeschwollen, dass legere Hosen »skinny« saßen, eine zweite, zu klein geratene Haut auf schmerzendem Fleisch. Früher hätte ich dieses Phänomen mit Sorge betrachtet – hatte ich wirklich in wenigen Tagen schon wieder derartig zugenommen? –, jetzt wusste ich, was dahintersteckte, und beobachtete es mit Interesse.

Dazu kamen Beschwerden in den Knien: Ich hatte Mühe, sie zu beugen, die Haut spannte und schmerzte. Jahrelang hatte ich den lange zurückliegenden Kreuzbandriss und meine frühe Arthrose für meine Knieprobleme verantwortlich gemacht, nun kannte ich den wahren Schuldigen. Er hieß Lipödem. Der Überlastungsschmerz in den Knien rührte von der Flüssigkeit her, die sich in meinen Beinen staute.

Es war, als hätte ich nach jahrelangen vergeblichen Mühen endlich einen geheimnisvollen Code geknackt. Mit einem Mal ergab alles Sinn. Alles stand mir deutlich und klar umrissen vor Augen. Ich verstand meine Beschwerden, erkannte die Krankheitsanzeichen.

In Gedanken warf ich mich gewissermaßen vor meinem armen geplagten Körper in den Staub, um Abbitte zu leisten:

»Danke, dass du nach all den Selbstversuchen noch funktionierst. Danke, dass du mir nicht den Krieg erklärst, nach allem, was ich dir angetan habe.«

Mein Körper, der ewige Fremde, war endlich ein Verbündeter geworden – und ich wollte ihm Gutes tun, statt ihm weiter zu schaden.

Kalifornien ist ein fruchtbarer Landstrich; im milden Klima gedeihen Zitrusfrüchte, Weintrauben und Avocados. Als wir dort waren, färbte Frühling die Blätter in den Wäldern der Nationalparks grün, und das Meer schickte eine frische Brise Erwartung: Der Winter war vorbei. Jetzt kamen das Licht und die Wärme, lange Tage im Freien. Freiheit.

So ähnlich sah es auch in meiner Seele aus.

Dicke Beine in der BILD

Nach unserem kalifornischen Frühling kam der Gang an die Öffentlichkeit. Mein Agent Malte Hentschel hatte wie meine Eltern, Christian und die meisten meiner Freunde und Kollegen noch nie von Lipödem gehört. Als ich ihm von meiner Geschichte und meinen Plänen, mich operieren zu lassen, erzählte, wurde er nachdenklich.

»Das hört sich an, als wärest du nicht die einzige Betroffene«, sagte er langsam. »Meinst du nicht, mit deiner Geschichte könntest du helfen aufzuklären?«

Ich nickte. Auch mich machte betroffen, wie schlecht es in diesem Fall um Aufklärung bestellt war. Obwohl ich mich seit Jahren für Gesundheitsthemen interessierte, war »Lipödem« vollkommen an mir vorbeigegangen. Dass ich jetzt davon wusste, verdankte ich einem Zufall. Wie sollten da andere Frauen von der Erkrankung erfahren?

Inzwischen hatte ich von Fällen gehört und gelesen, die weit schlimmer waren als meiner. Frauen, die über dreißig Jahre an Lipödem litten, bis die Erkrankung endlich diagnostiziert wurde. Zu diesem Zeitpunkt hatten manche bereits ein sekundäres Lymphödem ausgebildet und infolgedessen zusätzliche Wassereinlagerungen – ihr Lymphgefäßsystem war irreversibel geschädigt. Andere Patientinnen litten zusätzlich an Gelenkerkrankungen oder an Hashimoto, einer autoimmunologischen Erkrankung der Schilddrüse, andere hatten Unverträglichkeiten entwickelt.

Obwohl die konservative Therapie ihre Beschwerden kaum mehr linderte, kam ihre Krankenkasse nicht für die Kosten einer Liposculptur auf. Solche Schicksale gingen mir sehr zu Herzen.

Andere Geschichten machten Hoffnung:

Eine Mutter, die erst vor Kurzem von ihrer Erkrankung erfahren hatte, begleitete ihre Tochter zu einem Spezialisten. Wie sie selbst litt das Mädchen an Lipödem – allerdings in einem sehr viel früheren Stadium.

»Ich lasse mich nicht mehr operieren«, erklärte die Frau dem Spezialisten für Lymphologie. »Der Kampf mit den Kalorien hat mich dick gemacht und mein Körperbild verändert. Ich erinnere mich kaum noch an mein früheres schlankes Selbst. Mir reicht die Kompressionstherapie. Aber meinem Kind wünsche ich ein anderes Leben.«

Ich konnte sie gut verstehen. In einem fortgeschrittenen Stadium darfst du dir keine Claudia-Schiffer-Beine von der Liposculptur erwarten, sondern Beschwerde- und Schmerzfreiheit, bestenfalls ein einigermaßen unauffälliges Äußeres. Wenn die Nachbehandlung abgeschlossen ist, sind keine Lymphdrainagen mehr nötig, auch die Kompressionsbestrumpfung wird überflüssig.

Anders ist es, wenn Lipödem rechtzeitig erkannt und bekämpft wird. Je früher das kranke Gewebe entfernt wird, desto bessere Ergebnisse können langfristig erzielt werden.

Das Mädchen entschied sich für die Operation – und bekam die schlanken, wohlgeformten Beine, von der ihre Mutter zeitlebens geträumt hatte.

Vielleicht könnte ich jungen Mädchen wie ihr helfen, wenn ich meine Geschichte öffentlich machte. Das wäre – wenn nicht eine Entschädigung – doch ein schöner Trost für mich.

Trotzdem musste ich mich erst mit dem Gedanken anfreunden, mich mit meiner Geschichte an die Presse zu wenden. Natürlich hatte ich Respekt, wenn nicht sogar Angst vor möglichen Konsequenzen im Job. Auch die Reaktionen der Öffentlichkeit bereiteten mir Kopfzerbrechen. Wie würde man meine Offenbarung aufnehmen?

Schließlich besiegte der Wunsch nach Aufklärung meine Ängste. Als die BILD Interesse an einer Story über meine Krankheit signalisierte, sagte ich zu.

Ich gab ein Interview und ließ mich von einem Pressefotografen ablichten. Nur wenige Tage später war ich mit meinen dicken Beinen in der BILD. »RTL-Serienstar lässt sich für 16500 Euro die Beine operieren«, titelte Deutschlands auflagenstärkste Tageszeitung und halbfett darunter:

»»Alles was zählt«-Darstellerin Madlen Kaniuth (40) leidet unter sogenannten Elefantenbeinen.«

Als ich die Zeitung aufschlug, saß ich mit einer Freundin beim Frühstück. Einen Augenblick lang verschlug es mir den Atem. Anders als ursprünglich geplant, war der Artikel in der bundesweiten Ausgabe der BILD erschienen und füllte eine ganze Seite. Offenbar maß man dem Thema auch redaktionsintern viel Bedeutung bei.

Nie hätten Malte und ich für möglich gehalten, dass meine Geschichte so groß werden würde.

Wenige Minuten später begann mein Telefon zu klingeln – und stand den ganzen Tag nicht mehr still. Mich erreichten Glückwünsche und Nachfragen via SMS, WhatsApp, E-Mail und Facebook.

Eine liebe Kollegin klang etwas kleinlaut. Offenbar hatte sie etwas auf dem Herzen.

»Weißt du, ich hab schon oft gedacht, es kann doch nicht sein, dass Madlen so viel Sport macht«, gestand sie. »Ich dachte immer, das müsste man doch sehen.«

Ich nahm es ihr nicht übel. Sie hatte ja nicht unrecht. Wie sollten Fremde mir glauben, wie diszipliniert ich gewesen war, wenn ich selber stets Zweifel hegte?

Gegen Mittag rief mich Prof. Cornely an.

»Was haben Sie gemacht, Frau Kaniuth?«, fragte er fröhlich. »Seit heute Morgen geht in der Praxis ununterbrochen das Telefon. So viel öffentliches Interesse hatten wir seit Jahren nicht.«

Terminanfragen, Bitten um fachliche Stellungnahmen vonseiten der Presse. Alle wollten den Experten sprechen.

Auch Stephanie Kayser, die Redakteurin, die den Artikel verantwortete, meldete sich bei mir. Freudestrahlend verkündete sie, meine »Elefantenbeine« seien der meistgeklickte Beitrag der heutigen Online-Ausgabe.

Als ich meine Facebook-Seite öffnete, wurde mir klar, dass der Beitrag einen Nerv getroffen hatte. Die Resonanz war überwältigend. Meine Offenheit hatte mir mehr »Likes« eingebracht als alle meine früheren Posts zusammen. Ich hatte Hunderte private und auf der Pinnwand sichtbare Nachrichten, ständig gingen neue ein.

Freunde und Fremde, Gesunde und Kranke, Ärzte und Therapeuten – alle Welt schien sich für eine Krankheit zu interessieren, die vorher kaum wahrgenommen worden war.

Ich erhielt Fragen, Ratschläge, Fallbeispiele – und immer wieder Dank dafür, dass ich als TV-Prominente mit meinem Leiden an die Öffentlichkeit gegangen war, anstatt es zu verbergen. Viele Betroffene kämpften seit Jahren um mehr Aufmerksamkeit in den Medien. Für sie war meine Geschichte in der BILD ein Hoffnungsschimmer.

Ich kann kaum sagen, wie sehr ich mich über den Zuspruch freute. Es war, als würden mir Wildfremde auf der Straße die Hand reichen, ein Gefühl gegenseitigen Verstehens und – ja! – der Solidarität, das mir zu Herzen ging.

Unerkannt hatte Lipödem mich 20 Jahre lang auf eine stille, schwer zu beschreibende Art einsam gemacht. Das war nun Vergangenheit.

Auch wenn ich grundsätzlich ein sehr offener Mensch bin, war es mir nicht leichtgefallen, Bilder von mir freizugeben, auf denen meine nackten Beine zu sehen waren. Das Kleid, das ich während des Shootings trug, ließ meine Oberschenkel frei. So hatte ich mich der Welt noch nie gezeigt. Was ich jahrelang verborgen hatte, war plötzlich überall sichtbar und jedem zugänglich – in Zeitungen, im Fernsehen, aber auch im Internet. Jeder weiß, dass das Netz nie vergisst. Ist ein Bild einmal eingestellt, beginnt es ein unkontrollierbares Eigenleben.

Ich hatte den Weg an die Öffentlichkeit bewusst gewählt, aber keineswegs unbekümmert.

Den Moment, als die Fotografen mit der Kamera auf meine nackten Beine hielten und abdrückten, werde ich nicht vergessen. Während ich lächelte, kämpfte ich mit den Tränen. Noch immer saßen Scheu und Scham in einem Winkel meines Bewusstseins und wollten nicht leise sein. Nach der Veröffentlichung der Bilder wurden sie von den freundlichen Stimmen anderer Betroffener übertönt, die mir Mut machten und Danke sagten. Mir wurde klar, dass meine Entscheidung richtig gewesen war.

Bis tief in der Nacht hockte ich mit glühenden Wangen vor meinem PC und beantwortete Nachrichten. Ich wollte jedem dieser Menschen etwas zurückgeben, wenigstens ein paar Worte.

»Hast du einen neuen Job?«, frotzelte Christian, als er mich im dunklen Arbeitszimmer vor dem leuchtenden Computerbildschirm sitzen ließ und ins Bett ging. Ich lachte.

Noch wusste ich nicht, dass ich tatsächlich drauf und dran war, ein kleines, aber ehrenhaftes Amt zu übernehmen: Durch meine Öffentlichkeitsarbeit wurde »Lipödem-Hilfe e.V.« auf mich aufmerksam. Noch vor der ersten Operation erklärte ich mich einverstanden, den Verein als »Lipödem-Botschafterin« zu unterstützen.

Nach und nach fiel die Scham von mir ab. Das Versteckspiel war vorbei. Ich zeigte Flagge, ich zeigte Bein, und das war ein richtig gutes Gefühl.

Nachbeben

Es sah aus, als hätte meine Story einen Stein ins Rollen gebracht. Andere Zeitungen übernahmen die Schlagzeile der BILD oder griffen das Thema am Beispiel anderer Betroffener auf.

Die BILD entschied sich, mich weiterhin zu begleiten und an der Story dranzubleiben. Sie wollte auch über die anstehenden Operationen und die Nachbehandlung berichten. RTL drehte Reportagen für verschiedene Magazine.

In der Folgezeit wurde ich sogar bei öffentlichen Anlässen und Wohltätigkeitsgalas auf Lipödem angesprochen. Die Krankheit hatte es buchstäblich auf den roten Teppich geschafft. Mir erschien das Interesse echt, aufrichtig.

Nur selten fiel ein kritisches Wort – etwa wenn jemand fälschlicherweise davon ausging, ich würde mich für viel Geld aus Schönheitsgründen unters Messer legen und mich dafür auch noch in den Medien feiern lassen.

Klärte ich das Missverständnis auf, wich die vorwurfsvolle Haltung in allen Fällen freundlichem Interesse.

Auch die BILD war Zielscheibe von Kritik geworden. Betroffene fühlten sich durch den Ausdruck »Elefantenbeine« in der Headline diffamiert. Ich habe bereits gesagt, wie ich zu dieser Begriffsfrage stehe.

Doch manchmal braucht es einen Aufmacher mit Knalleffekt, um die Aufmerksamkeit der Öffentlichkeit zu erregen. Und das ist der BILD gelungen.

Vorglühen

Im September bekam ich mein Fett weg. Für mich stand fest, dass ich mein Lipödem im Herbst oder Winter operieren lassen würde, wenn ich nicht unter hitzebedingten Schwellungen leide. Außerdem wusste ich ja, dass ich im Anschluss an die OPs Kompressionsbekleidung tragen musste, und das erschien mir im Herbst oder Winter auch angenehmer als im Sommer.

Ich hatte keine Sekunde Bedenken, keine Sekunde Angst.

Die Liposculptur sah ich nicht als Mutprobe. Dass ich mich so unbekümmert, ja freudig unters Messer begab, hat nichts mit besonderer Stärke zu tun. Es ist schlicht eine Frage des Charakters und des Leidensdrucks.

Seit meiner Kindheit fürchte ich die öffentliche Blöße. Obwohl ich kaum je erfahren musste, dass man mich aufgrund meiner Figur ausgrenzte, lebte ich in ständiger Angst davor. Meine Furcht führte ein Eigenleben. Sie nährte sich von meinen Fantasien und schwoll mit den Jahren immer weiter an, vollkommen losgelöst von der Wirklichkeit.

Natürlich ging ich trotzdem nicht vollkommen angstfrei in die Operation.

Neben der Angst vor Ausgrenzung lebt in mir die Angst vor Kontrollverlust. Prof. Cornely und sein Anästhesieteam arbeiteten mit der sogenannten leichten Narkose, einer Art »Dämmerschlaf«, der sich je nach Bedarf dosieren lässt. Ich habe von vielen Patientinnen gehört, die dankbar waren, wenn sie so wenig wie möglich von dem Eingriff mitbekamen. Bei mir war das anders.

Als ich gefragt wurde, ob ich lieber tief schlafen oder relativ wach bleiben wollte, zögerte ich keinen Augenblick. Ich wollte nicht nur mitkriegen, was auf dem OP-Tisch geschah, ich war auch schlicht und einfach neugierig. Ich brannte vor Neugierde!

Auf keinen Fall sollten sie mich schlafen legen.

Anderen mag das merkwürdig erscheinen. Wie in allen anderen persönlichen Fragen und Entscheidungen gibt es hier kein Allgemeinrezept. Jede Frau sollte für sich herausfinden, wie es ihr am liebsten ist.

Zunächst standen eine Reihe von Voruntersuchungen bei meinem Hausarzt an. Man bestimmte meine Blutwerte und maß über EKG meine Herzfunktionen. Die Werte wurden dann an meinen Operateur übermittelt.

Zu diesem Zeitpunkt wusste ich bereits, dass ich nach jedem Eingriff sieben Tage krankgeschrieben sein würde. Mein Arbeitgeber »Alles was zählt« war seit Monaten über meine Fehlzeiten informiert und hatte die Drehbücher ohne jedes Aufheben entsprechend angepasst. Noch immer bin ich der Produktion dankbar für ihre verständnisvolle Reaktion und ihr Entgegenkommen.

Jede Liposculptur geht mit einer konservativen Nachbetreuung über einen gewissen Zeitraum einher, deren Ziel die Wiederherstellung beziehungsweise Verbesserung des lymphologischen Rückflusses ist. Auch in dieser Zeit würde ich auf die Rücksicht des Disponenten, der die Drehzeiten koordinierte, angewiesen sein – und auf die Sensibilität der Kostümbildner. Sie würden einen Weg finden müssen, die vorerst notwendige Kompressionsbekleidung geschickt in meine Garderobe miteinzubauen.

Die erste Operation

Wer das Unmittelbare liebt und gerne Bilder sieht, die für sich selbst sprechen, findet auf meiner offiziellen Facebook-Seite alles, was ich direkt nach den Operationen gepostet habe. Diese Texte habe ich geschrieben, als meine Eindrücke noch so frisch waren wie die Verbände an meinen Beinen und Armen, und sie »OP-Erlebnisberichte« genannt. »Erlebnis« klang für mich positiv, nach Neugier, Abenteuer und neuen Entdeckungen, und bei allem Seelenstress und allen Einschränkungen der Nachbehandlungen habe ich die Liposculptur auch so empfunden.

Als ich an einem Morgen im September 2014 mit meinem Patientenköfferchen durch die Tür der CG Lympha trat, spürte ich die Vorfreude in allen Gliedern. Ein kleiner Schritt – für lebenslange Leichtigkeit.

Gemäß den ärztlichen Hinweisen, die mich kurz zuvor auf dem Postweg erreicht hatten, trug ich weite Kleidung und meine blauen Crocs: leichte, atmungsaktive Kunststoffschuhe. Ich begrüßte die Empfangsdame mit einem strahlenden Lächeln. Endlich war der große Tag gekommen.

Zunächst wurden meine Beine im Istzustand fotografiert, dann zeichnete Prof. Cornely mit einem speziellen Marker Linien, Kreise und Kreuze auf meine Ober- und Unterschenkel. Meine Beine sahen nun aus wie eine Landkarte – bald würden ganze Gegenden (»Gebirgszüge«, dachte ich mit einem Schmunzeln) für immer ausgelöscht werden.

Bei dieser ersten Operation würde der Arzt die Außenseiten meiner Beine vom Knöchel bis zum Hüftansatz um mehrere Liter Gewebe erleichtern.

Nach nochmaligem Fotografieren durfte ich endlich in den OP-Saal. Eine Anästhesistin versetzte mich in einen leichten, nicht unangenehmen Dämmerschlaf, bevor die Tumeszenzlösung in das Gewebe eingebracht wurde.

Mithilfe dieser speziellen Flüssigkeit wurde das Unterhautfettgewebe betäubt und zugleich die Fettzellen vom Bindegewebe gelöst. Dank der sogenannten LTA (der lokalen Tumeszenzanästhesie) können, das hatte ich ja bereits bei meinen Recherchen herausgefunden, heute auch größere Operationen der operativen Dermatologie, der Weichteilchirurgie und der Phlebologie ohne Allgemeinnarkose durchgeführt werden.

Kaum war die Lösung eingespritzt, war der Dämmerschlaf vorbei und ich wieder vollkommen wach. In dem mir zugewiesenen Aufenthaltsraum legte ich mich auf eine Liege.

Wenn die Tumeszenzlösung in den Beinen ist, beginnt die ca. zweistündige Wartezeit. Während das Narkotikum einwirkte, blätterte ich in verschiedenen Illustrierten und las mit Belustigung, was die Klatschpresse meinen Kollegen aus der Film- und Fernsehbranche andichtete. Meine Beine fühlten sich aufgequollen an, die Haut bis zum Bersten gespannt, sodass ich die Absaugung kaum erwarten konnte. Später erfuhr ich, dass »tumescere« aus dem Lateinischen kommt und »anschwellen« bedeutet. Ich begriff sofort, warum die Lösung diesen Namen trug.

Nachdem ich – zurück im OP– wieder in einen leichten Dämmerschlaf versetzt worden war, begann das Absaugen. Später erfuhr ich, dass Prof. Cornely und sein Team rund 45 Minuten an meinen Beinen gearbeitet hatten. Meine Schätzung nach der OP belief sich auf eine gute Viertelstunde. Ich weiß noch, dass ich während dieser Zeit ununterbrochen redete. Ab und an befolgte ich die Anweisungen des Arztes und hob meine Beine an, beugte, streckte oder drehte sie. Die Stimmung im OP empfand ich als entspannt, freundlich. Zwischen Ober- und Unterkörper hing ein Sichtschutz, sodass ich nicht sehen konnte, wie der Arzt arbeitete.

Als Prof. Cornely seine Arbeit beendet hatte, war ich wieder hellwach.

Eine Assistentin lächelte mich an. »Sie können sich langsam aufsetzen, Frau Kaniuth«, sagte sie freundlich.

Ich konnte es kaum glauben. Das sollte es schon gewesen sein?

Mit ihrer Unterstützung ging ich in den angrenzenden Ruheraum, langsam, mit Bedacht, auf Beinen, die sich trotz der Taubheit schon leichter anfühlten.

Nebenan wurden meine Vitalwerte überprüft – Blutdruck und Puls waren im grünen Bereich. Nach kurzer Zeit kam der nächste Aha-Effekt:

Vor dem Bandagieren sah ich mir zum ersten Mal meine verschlankten Beine an – und erkannte sie kaum wieder.

»Da ist ja das Knie«, brachte ich mit einer gewissen Andacht hervor. »Und dort sind Muskeln. Es gibt sie wirklich!«.

Die Schwester schmunzelte. Wahrscheinlich kannte sie solche Reaktionen bereits von anderen Patientinnen.

Noch waren die Beine nicht geschwollen, im Liegen sah alles glatt und schön aus. Es war, als würde vor meinen Augen mein eigener Körper auftauchen, wie eine Insel aus dem Nebel. Ein verrückter Moment.

Die Einstichstellen der Mikrokanülen an der Außenseite meiner Beine (in der Leistengegend, der Oberschenkelmitte und an den Waden, insgesamt waren es fünf oder sechs) sahen harmlos aus. Statt sie zu verkleben oder zu nähen, ließ man sie offen, sodass in den kommenden Stunden und Tagen das Wundwasser und die Überreste der Tumeszenzlösung abfließen konnten. Unter den Verbänden würden die Stellen ganz natürlich von innen abheilen.

Dick bandagiert, führte mich ein Mitarbeiter der Malteser über das Gelände des Krankenhauses zu einem der anderen Gebäude hinüber, wo ich mein Zimmer im Patiententrakt beziehen würde. Ich wusste, dass es nicht schadete, ein paar Meter zu Fuß zu gehen, im Gegenteil. Es war gut für den Kreislauf und regte den Abfluss der Rückstände der Tumeszenzlösung an.

Mit den Mullbinden und Verbänden sah ich aus wie ein Michelin-Weibchen und fühlte mich etwas eingeengt – aber schlank. Es war faszinierend.

Als mich Christian gegen Abend besuchte, bat ich ihn, mich auf einem Spaziergang über das Klinikgelände zu begleiten. Ich sollte noch nicht alleine gehen und etwas langsamer machen, als ich es gewöhnt war. Ich weiß noch, dass ich keine Wundschmerzen, sondern eine Art Muskelkater – ziemlichen Muskelkater – verspürte, aber ausschließlich im rechten Bein. Das linke war vollkommen beschwerdefrei. Schmerzmittel brauchte ich nicht.

An diesem und den folgenden Tagen hatte ich wahnsinnig viel Durst. Mein Körper war wie ausgetrocknet. Ich trank und trank, und ich tat gut daran. Flüssigkeitszufuhr unterstützt den Kreislauf und den Abtransport der Lösungsrückstände im Körper. Mir ging es gut, auch wenn ich spürte, dass etwas mit meinen Beinen passiert war. Das Gewebe arbeitete – anders kann ich es nicht beschreiben.

Vor der ersten Liposculptur sollte man sich auf eine etwas gewöhnungsbedürftige Nachwirkung gefasst machen: Noch einige Tage und Nächte hindurch »lecken« die offenen Stellen am Bein.

Am ersten Abend sah mein Zimmer im Krankenhaus aus wie der Schauplatz eines Splattermovies, und ich war daran nicht ganz unschuldig. Auf dem blank geputzten Linoleum glänzten hellrote Lachen. »Blutige« Fußstapfen führten vom Bett zur Badezimmertür, vom Fenster zum Tisch in der Zimmermitte.

Als ein Pfleger hereinkam, um nach mir zu sehen, schlug er die Hände über dem Kopf zusammen.

»Warum haben Sie denn nichts gesagt, Frau Kaniuth? Sie hätten uns rufen können und wir hätten Ihnen einen zusätzlichen Verband angelegt. Das sieht ja schlimm aus hier!«

Ich hob entschuldigend die Schultern. In meinem Bemühen, keine Umstände zu machen und niemandem zur Last zu fallen, hatte ich die Sauerei als notwendiges Übel hingenommen. Im Nachhinein muss ich über diese Reaktion lachen. Schuld daran war nicht etwa postoperative Verwirrung: Auch fast dreißig

Jahre nach dem Mauerfall meldet sich manchmal etwas in mir, dass ich als »Ossi-Mentalität« bezeichnen würde. Uns wurde einfach beigebracht, nicht unnötig aufzufallen. Der Pfleger rügte mich für meine Zurückhaltung – und ich empfehle jeder Frau, egal, ob aus Ost- oder Westdeutschland, umgehend den Rufknopf zu betätigen, bevor sich das Krankenzimmer in ein hellrotes Inferno verwandelt.

Das Zimmer wurde durchgewischt, ich wurde neu verbunden und in meine erste Nacht mit dünnen Beinen verabschiedet.

Geschlafen habe ich nicht besonders viel. Ich war einfach nicht müde, im Gegenteil, das Adrenalin aus der Tumeszenzlösung hielt mich wach und ich fühlte mich vollkommen euphorisiert.

Am Morgen danach marschierte ich (noch immer nicht müde) wieder mithilfe des freundlichen Malteser-Mitarbeiters zu den Räumen der CG Lympha: Verbandabnahme. Komischerweise machte mir die stumpfe Schere Angst. Ich begriff, dass eine Operation immer eine Operation ist, ein schwerer Eingriff, auch wenn die Aufregung in der Regel vollkommen grundlos ist. Auch auf diese Gefühlsschwankungen sollten Patientinnen gefasst sein, wenn sie sich für die Liposculptur entscheiden.

Als meine Beine von den Riesenverbänden befreit waren, kam das Entzücken. »Sehen Sie nur, wie dünn ich aussehe«, rief ich begeistert zur Erheiterung des Klinikpersonals. »Sind das wirklich meine Oberschenkel?« Das war ein unbeschreibliches Glücksgefühl.

Dann steckte man mich in einen sogenannten Lymphomaten.
Das Ding sah aus wie ein Schlafsack mit Luftkammern. Durch
das Aufpumpen eines Schlauchsystems wurden meine Beine
von den Füßen her körperwärts massiert – eine maschinelle
Form der Lymphdrainage. Trotz des ganz frischen Eingriffs
empfand ich die Drainage als sehr angenehm.

Nachdem die offenen Stellen abgedeckt waren, half man mir in
das Kompressionsmieder und ich wurde – nach einer Abschluss-
besprechung mit Prof. Cornely – aus der Klinik entlassen.

Schon am vierten Tag nach der Operation hatte ich meinen ersten Auftritt: eine »Gastrolle« während einer von der CG Lympha
organisierten Infoveranstaltung zu den Themen Lipödem und
Lymphödem in den Räumen des Kölner Hyatt-Regency-Hotels.

Die Fachklinik hatte Experten aus ganz verschiedenen Bereichen zu kurzen öffentlichen Vorträgen eingeladen. Unter den
Rednern waren Ärzte, Physiotherapeuten und Mitarbeiter von
sogenannten Bestrumpfungsfirmen. Nachdem Dr. Matthias
Gensior, zweiter Chefarzt der CG Lympha und Spezialist für
Plastische und Ästhetische Chirurgie und Handchirurgie, von
den Erfahrungen und Erfolgen aus knapp zwanzig Jahren als
Operateur berichtet hatte, bat er mich für ein kurzes Interview
auf die Bühne.

Als ich in meinem Kompressionsmieder das Podium erklomm,
wurde Applaus laut. Viele Hörer waren durch die Medien mit
meinem Fall vertraut oder kannten mich aus dem Fernsehen.
Dass es möglich war, nur vier Tage nach der Liposculptur auf
der Bühne zu stehen, löste Begeisterung aus.

Meine Geschichte wurde mit warmem Interesse aufgenommen. Nachdem ich geendet hatte, regnete es aus dem Auditorium Rückfragen und Glückwünsche. Wieder einmal begriff ich, dass ich mit meinem Problem nicht alleine war.

Als ich abends nach Hause kam, schwirrte mir der Kopf von den vielen neuen Informationen, Gesprächen und Gesichtern. Inmitten anderer Betroffener und fachkundiger Ärzte hatte ich mich wohlgefühlt, verstanden und aufgehoben.

Zum ersten Mal hatte ich auch dem Übeltäter sozusagen ins hässliche Angesicht geblickt: einer kranken Fettzelle in mikroskopischer Vergrößerung. Verglichen mit ihren gesunden Schwestern, sah sie vollkommen deformiert aus.

Lipödem-Fettzellen sind immer gleich groß, identisch und unveränderlich. Sie wachsen nicht nach, wenn sie einmal im Sauger verschwunden sind. (Trotzdem ist der Heilungsbegriff bei dieser Erkrankung unter Medizinern umstritten; ein Thema, das den Rahmen dieses Buches sprengen würde.)

Ich fand das alles faszinierend, anders kann ich es nicht sagen.

Für mich war es der erste »Lymphkongress«, aber es würde nicht der letzte bleiben.

Betroffenen kann ich nur empfehlen, diese kostenlosen öffentlichen Informationsveranstaltungen zu besuchen. Seit letztem Jahr finden sie in verschiedenen Städten Deutschlands statt. Wenn man wie ich ein halbes Leben lang nichts von der Erkrankung wusste, die einem physischen und psychischen Schmerz zufügte, ist es unglaublich befreiend, endlich zu verstehen, wie sie »funktioniert«.

Endlich begreifst du, was mit dir los ist. Im direkten Austausch mit Fachleuten verlierst du Ängste, die mit jeder Form von Unwissenheit einhergehen. Du gewinnst wieder Vertrauen in den Ärztestand, in Forschung, Diagnostik und Behandlungsformen.

Ich weiß noch, wie ich am Abend eines weiteren Kongresses in Hamburg zusammen mit Dr. Gensior, einer Gynäkologin und einem Phlebologen in einer Hotelbar saß und über ihren Erzählungen die Zeit vergaß. Eigentlich hatte ich früh zu Bett gehen wollen, weil mir ein langer Tag bevorstand und ich abends auf eine Galaveranstaltung eingeladen war.

Meine Armbanduhr zeigte halb drei Uhr morgens, als ich schließlich die Treppen zu meinem Zimmer hinaufstieg.

Nach der ersten Operation gab es keine Komplikationen, keine Reue und kein böses Erwachen. Aber es gab Momente, an denen sich mein angeschlagenes Nervensystem meldete.

Als ich zum ersten Mal eigenständig meine Wunden versorgen wollte, war ich erst eine Nacht zu Hause. Das Kunststück bestand darin, hinterher wieder in das Kompressionsmieder zu steigen, ohne das Verbandsmaterial (in diesem Fall saugstarke Damenbinden) abzureißen.

Heulend und schwitzend, stand ich im Schlafzimmer und zog und zerrte an den engen Beinkleidern. Das war ein Tiefpunkt. Obwohl es kühl in der Wohnung war, glühte ich. Etwa so stellte ich mir die Hitzewallungen der Wechseljahre vor. Offenbar hatte mich die Aufregung der vergangenen Tage doch mehr mitgenommen, als ich glauben mochte. Vielleicht waren auch Hormone mit im Spiel: Wer eine Crashdiät oder eine plötzliche Gewichtszunahme hinter sich hat, weiß, dass auch der Hormonhaushalt darauf reagiert. Doch mit der Zeit wurde es besser: Hatte ich am ersten Tag gefühlte Stunden gebraucht, gelang es mir schon beim dritten Mal innerhalb weniger Minuten. Betroffenen rate ich, es erst gar nicht im Stehen zu versuchen – im Sitzen, mit hochgelegten Beinen, geht's einfacher.

Richtige Panik ergriff mich, als ich mir die Innenseite meiner Knöchel ansah: gerötete Haut, Bläschenbildung. Davon hatte ich trotz meiner umfangreichen Recherche noch nie gehört. Als ich mich in meiner Aufregung an Prof. Cornely wandte, erfuhr ich, dass die Ursache so banal war wie unbedenklich: Wundscheuern, eine rein mechanische Reaktion auf das Verbandsmaterial. Augenblicklich ging es mir besser. Wieder einmal wurde mir klar, dass ein operativer Eingriff nicht zu unterschätzen war: Selbst wenn alles gut läuft, braucht die Psyche etwas Zeit, um eine solche Erfahrung zu verkraften.

Zum dritten Mal brach ich in Tränen aus, als mir mein Hausarzt beim Blutabnehmen im Rahmen der Nachsorge eröffnete, ich müsse dafür die Kosten selbst tragen. Es war ein Irrtum, der mir das Wasser in die Augen trieb. Leider übersehen auch Ärzte oft den entscheidenden Unterschied zwischen einem privaten kosmetischen Eingriff und einer privaten, aber medizinisch notwendigen OP. In letzteren Fällen sind die Kassen sehr wohl in der Pflicht.

Teil der von den Kassen getragenen Nachsorge ist auch die manuelle Lymphdrainage, eine Art Training des Lymphsystems. Betroffene seien an dieser Stelle vorgewarnt: Das erste Mal, in meinem Fall zwei Tage nach der Operation, ist eine schmerzhafte Angelegenheit. Auch wenn der Arzt oder Therapeut nur sanften Druck ausübt, wird es unangenehm – immerhin sind die Beine nach einer Liposculptur mit Hämatomen übersät. Das ganze Gewebe ist gewissermaßen eine einzige Wunde.

Wer weiß, was ihn erwartet, wird sicher gut damit klarkommen. Ich hatte die manuellen Lymphdrainagen, die ich zuvor erlebt hatte, immer beinahe genossen und fiel fast vom Stuhl, als jetzt der Schmerz kam. Sofort wurden meine Augen feucht.

Später war es aber nie mehr so schlimm wie bei diesem einen ersten Mal nach der ersten OP.

Der rechtsseitige »Muskelkater» blieb ungefähr eine Woche, danach war ich weitgehend beschwerdefrei. Merkwürdig war, dass die Einstichstellen unterschiedlich schnell heilten.

Die Löcher am rechten Bein schlossen sich so schnell, dass ich einen dicken Fuß bekam. Die Flüssigkeit floss nicht mehr ab. Mein linker Fuß blieb schlank und unauffällig. Wer so etwas an sich beobachtet, dem braucht nicht bange werden. Solche von Bein zu Bein unterschiedlichen Reaktionen sind nicht unüblich – und im schlimmsten Fall etwas lästig.

In den Wochen nach der Operation ging ich täglich spazieren, trug Crocs oder weiche Stoffschuhe und bequeme Kleidung. Prof. Cornely hatte mich mit seiner Aussage, dass Patientinnen nach einer Liposculptur nicht krank seien, sondern lediglich operiert, sofort überzeugt. Warum sollte ich mich hinlegen und krankspielen, wenn meine erschlankten Beine mich täglich ein bisschen weiter trugen?

Wichtig ist jedoch, weder zu früh noch zu lange die »Bürohaltung« einzunehmen, mit gebeugten Knien vorm Computer. Bewegen Sie sich nach einer OP so viel, wie es Ihnen guttut, erledigen Sie alltägliche Aufgaben in Ihrem eigenen Tempo – und legen Sie ab und an die Beine hoch. Zum einen entlasten Sie so Ihr Gefäßsystem, zum anderen haben Sie es sich nach der Aufregung schlicht und einfach verdient ...

Wie neu

Schon nach der ersten OP änderte sich mein Körperbild. Ich hatte immer daran gearbeitet – Psychoratgeber über innere Bilder und positives Denken gehörten seit Langem zu meiner Bettlektüre –, aber es war mir einfach nicht gelungen, das überschüssige Fett an meinen Beinen »wegzudenken«. Gedankenkraft ist sicher mächtig und wirkungsvoll, aber in meinem konkreten Fall konnte sie einfach nicht mit dem Fettabsauger im OP-Saal der CG Lympha konkurrieren.

Obwohl das Lipödem noch nicht »vollkommen erledigt« war, immerhin standen mir noch zwei Liposculpturen bevor, fühlte ich mich mit meinen »neuen Beinen« schöner und schlanker als all die Jahre zuvor. Hosen und Röcke saßen jetzt lockerer, und die alltägliche Frage »Was ziehe ich heute an?« wurde zu einem ganz neuen Erlebnis. Es ergaben sich hundert neue Möglichkeiten und Kombinationen.

Stets hatte ich darauf geachtet, meine Taille zu betonen, um von meinem unförmigen Unterkörper abzulenken. Korsagen, eng anliegende T-Shirts und Blusen zu weiten Röcken und Marlene-Hosen. Hatte ich einmal eine Jeans gefunden, die über meine Schenkel ging, verbarg ich diese Partie meines Körpers mithilfe von Tuniken und langen Strickjacken. Jetzt hatte ich solche Schummeleien nicht mehr nötig. Mein Stil wurde lässiger.

Wer wie ich an Lipödem leidet, wird erraten, welches andere modische Teil meine Begehrlichkeiten weckte: Seit meiner Jugend träumte ich von Lederstiefeln mit normaler Schaftbreite.

Ich erinnerte mich noch lebhaft an einen Einkaufsbummel mit meiner Mutter im vergangenen Herbst. Habe ich schon erwähnt, dass meine Mama tolle Beine hat? Schlanke, wohlgeformte Beine, hübsche runde Knie und Waden wie Marylin Monroe. In einer kleinen Schuhboutique hatte ich taubenblaue Stiefel aus weichem Wildleder entdeckt, ein typischer Fall von lässiger Eleganz. Natürlich machte ich meine Mutter darauf aufmerksam.

Während sie im Laden auf und ab ging, sich vor dem Spiegel drehte und wendete, probierte ich ein Paar in Größe 40 an. Meine Schuhgröße ist 38, aber ich war daran gewöhnt, beim Anprobieren von Stiefeln auf höhere Nummern auszuweichen. So hatte ich wenigstens den Hauch einer Chance, dass sie über meine Waden gingen. Obwohl das Leder weich war wie Butter, gelang es mir nicht hineinzuschlüpfen.

Meine Mutter hatte sich inzwischen in die Schuhe verliebt. Ich weiß noch, dass sie sie nicht nur schön, sondern auch ausgesprochen bequem fand.

Als sie mit ihrer neuen Errungenschaft zur Kasse ging, fing ich ihren besorgten Blick auf. Später sagte sie, ich habe ihr so sehr leidgetan.

»Es sollte andersherum sein, Madlen!«, meinte sie bekümmert. »Ich wollte, ich könnte dich beim Stiefelkauf beraten.«

Nicht mal ein Jahr, aber drei Operationen später war ich wieder in dem Schuhladen in der Warener Einkaufspassage. Die schicken Stiefel waren noch in Größe 38 vorrätig, zum ermäßigten Preis. Schlussverkauf.

Ich probierte sie abermals an – und sie passten wie angegossen, in Größe 38.

Heute gehören sie mir. Noch immer ist das für mich kaum zu fassen. Manchmal liegt das Glück eben im Kleinen, Alltäglichen.

Strandlauf

Die zweite Operation – diesmal würde Prof. Cornely sich meiner Arme annehmen – war auf den 14. Oktober angesetzt, gut einen Monat nach der ersten.

Zwei Wochen vor dem Termin litt ich an einem hartnäckigen Husten. Fieberlos hatte ich ständige Beschwerden, meine Brust fühlte sich an wie betoniert. Ich fürchtete schon, eine banale Erkältung würde meine ganze Planung durcheinanderwerfen (auch aus beruflichen Gründen war es schlicht unmöglich, die anstehende OP so kurzfristig zu verschieben), als meinem Freund etwas einfiel.

Seit Jahren fuhren Christian und ich ab und an nach Holland, in eine kleine Hafenstadt, um auszuspannen und durchzuatmen. Das Seebad Egmond aan Zee gilt seit den 50er-Jahren als Kindererholungsort. Frische Seeluft, kilometerlanger, feiner Sandstrand, Dünenlandschaft. Eine Altstadt mit restaurierten Fischerhäuschen und Kopfsteinpflaster.

Wenn es nach mir ginge, würde die Redewendung »Die Seele isst mit« um »sehen« und »riechen« ergänzt. Egmond tat meiner Seele in jeder Hinsicht wohl. Dort fühlte ich mich stets im Einklang mit der Welt und mir selbst, das war wie ein Flecken inneren und äußeren Friedens.

Gerade richtig in dieser aufregenden Zeit, gut gegen Husten und Unruhe. Ich war sofort einverstanden, ein verlängertes Wochenende dort zu verbringen.

Wie immer, wenn das Wetter mitspielte, wollten wir am Strand entlang etwa fünf Kilometer nach Bergen aan Zee wandern und durch die Dünen zurück. Der ausgedehnte Spaziergang war für mich ein sanfter Selbstversuch. Ich war neugierig, wie meine Beine die Strecke verkraften würden. Immerhin lag die letzte OP erst gut drei Wochen hinter mir.

Christian und ich kannten den Weg und hatten uns noch nie verlaufen – bis zu diesem sonnigen Tag im Oktober.

Auf dem Rückweg verirrten wir uns in den Dünen. Auf windgeschützten, sandigen Pfaden liefen und liefen wir. Außer uns war um diese Jahreszeit kaum jemand unterwegs, und die Landschaft hatte etwas Unwirkliches, Traumhaftes. Während wir gingen, dachte ich nicht einen Moment an meine Beine. Wir schwiegen oder redeten, wir waren wie aus der Zeit gefallen.

Erst als wir über fünf Stunden später in unserem Hotel ankamen, spürte ich die Erschöpfung. Ich legte eine halbe Stunde die Beine hoch, bevor wir wieder loszogen.

In unserem Lieblingsrestaurant direkt am Strand aßen wir frischen Seelachs. Die Sonne versank vor unseren Augen im Meer und alles war, wie es sein sollte.

Als wir am nächsten Morgen zurück nach Köln fuhren, konnte ich wieder befreit durchatmen. Die Luftveränderung hatte meinen Bronchien gutgetan – und unsere Wanderung hatte mir gezeigt, dass meine schlanken Beine mich kilometerweit tragen konnten.

Die zweite OP

Gut eine Woche nach unserem kleinen Abenteuer in den Dünen wurden meine Arme operiert. Diesmal fiel die »Light-Narkose« etwas stärker aus – der Anästhesist erklärte, der Eingriff sei etwas unangenehmer als die Bein-OP. Außerdem sei meine Mitarbeit hier weniger gefragt.

Als man mich nach dem Einwirken der Tumeszenzlösung in den OP-Saal begleitete, fror ich erbärmlich. Ich wollte nicht daliegen und zittern und mit den Zähnen klappern, während Prof. Cornely saugte, also bat ich den Anästhesisten um einen Extra-Shot.

Dann war ich weg. Das heißt, ich war da, aber nicht wirklich anwesend. In einem angenehmen, halb wachen Zustand dämmerte ich dahin, während das Fett an meinen Armen dran glauben musste. Alles fühlte sich warm und weich an, wie in Watte.

Kaum hatte Prof. Cornely den Sauger aus der Hand gelegt, meldete sich mein Bewusstsein zurück. Als meine Arme im Nebenraum bandagiert wurden, staunte ich. Da waren Bizeps und Trizeps, deutlich und unverkennbar. Ich hatte das, was man gemeinhin »definierte Oberarme« nennt. Das jahrelange Training war nicht umsonst gewesen.

Schon nach der ersten OP hatte sich ein ganz neues »Schlank-Gefühl« eingestellt, aber jetzt kam etwas hinzu, auf das ich nicht gefasst gewesen war. Ich lag mit meinen schlanken Beinen auf dem Behandlungstisch der CG Lympha, starrte auf meine nackten, ebenfalls verschlankten Oberarme – und fühlte mich mit einem Mal schutzlos. Das also war mein Körper, so zart und schmal. Prof. Cornely hatte ihn aus einem Gefängnis befreit, das zugleich Schutzpanzer gewesen war. Ich begriff, dass dieser

Moment ein Abschied war. Über die Jahre hatte ich mich unmerklich an Lipödem gewöhnt – nun würde ich es loslassen.

Im Vorfeld der Liposculptur an den Armen hatte ich viel über die Erfahrungen anderer Betroffener mit dem Eingriff gehört und war auf alles gefasst: Manche Frauen konnten in den Tagen danach nicht einmal ein Glas Wasser zum Mund führen.

»Nehmt besser einen langen Strohhalm mit«, hatte eine Lipödem-Patientin geraten – und ich hatte eine ganze Packung voll in mein Krankenköfferchen gepackt.

Jetzt erwies sich das als vollkommen unnötig. Weder kamen die muskelkaterartigen Schmerzen, die ich von der ersten OP kannte, noch hatte ich sonderlich schwere Arme.

Am ersten Abend im Krankenhaus kämmte ich mir sogar selbst mein langes Haar. Auch die Kreislaufprobleme, von denen viele Betroffene auch im Kontext der Beinoperation berichtet hatten, blieben bei mir wieder aus. Wenn ich eingeschränkt war, dann höchstens durch die Verbände, die man mir angelegt hatte.

»Machen Sie trotzdem langsam«, betonte Prof. Cornely, als er bei der Visite in mein Zimmer kam und ich ihn fröhlich begrüßte. Ein Rat, den ich gerne weitergebe.

Wie die Nachwirkungen einer Liposculptur ausfallen, ist von Fall zu Fall verschieden. Entscheidend sind natürlich der Schweregrad der Erkrankung sowie das Ausmaß des Eingriffes. Auch auf die körperliche Allgemeinverfassung der Patientin kommt es an. Sind Kreislauf und Hormonhaushalt stabil? Liegen weitere Erkrankungen vor, die die Heilung beeinträchtigen könnten?

Nach allem, was ich über die ersten Tage nach dem Eingriff gelesen hatte, wurde ich positiv überrascht, aber auch das Gegenteil hätte der Fall sein können. Wer der OP angstvoll entgegensieht, sollte sich übrigens nicht in der Lektüre von OP-Berichten anderer Patientinnen verlieren. Der größte Vorteil des Internets, die Menge unterschiedlichster, sofort abrufbarer Informationen, birgt auch eine Gefahr. Es gibt keinen zuverlässigen Filter.

Zwischen wertvollen Ratschlägen und spannenden Erfahrungsberichten finden sich Halbwahrheiten und Lügen. Hinter seriös anmutenden Beiträgen verbergen sich nicht selten Betrug oder Geldmache. Wenn ich etwas raten darf, ist es Vorsicht: Im Netz gibt es viele Sackgassen und Fallstricke.

Die Einstichstellen an den Armen heilten rasch ab, auch die Schwellung ging bald zurück. Prof. Cornely hatte anderthalb Liter Fettgewebe abgesaugt – eine anderthalb-Liter-PET-Flasche – an den Beinaußenseiten waren es vier gewesen.

Nur die Druckempfindlichkeit hatte ich unterschätzt: Als mich wenige Wochen nach dem Eingriff ein Kollege am Arm packte, schrie ich in meiner Überraschung laut auf. Allerdings war der Schreck größer als die Schmerzen. Doch auch auf das Blutdruckmessen hätte ich gut verzichten können.

Sicher sind die Nachwirkungen einer Operation nicht zu unterschätzen. Leib und Seele brauchen eine Weile, bis sie sich von der Aufregung und den Strapazen erholt haben. Ich persönlich habe jedoch keinen Moment bereut, mich unters Messer gelegt zu haben. Wenn die Verbände mir lästig fielen oder ich meine geschwollenen Beine hochlegen musste, dachte ich an alles, was mir von nun an möglich wäre. Ein ganz neues Leben. In Anbetracht dieser Aussicht erschien mir der Aufwand geradezu verschwindend gering. Nicht einmal der Umstand, dass ich dafür meine Ersparnisse aufgebraucht habe und Hilfe aus meinem Umfeld in Anspruch nahm, um insgesamt über 16000 Euro auf den Tisch zu blättern, verdarb mir die Laune. Ich war einfach dankbar, dass ich es mir leisten konnte, gesund zu werden.

Die dritte OP

Drei Wochen nach der Arm-OP unterzog ich mich dem dritten und vorerst letzten Eingriff. Diesmal operierte Dr. Gensior.

Er nahm das Fett an den Innenseiten meiner Beine in Angriff, noch einmal fünf Liter.

Wieder erwies sich die Wartezeit im Nebenraum des OP-Saals, während der die eingespritzte Tumeszenzlösung meine Beine aufblähte, als der unangenehmste Teil. Es spannte, ziepte und drückte, mein Unterkörper fühlte sich an wie ein Marshmallow, aber weh tat es nicht.

Als ich endlich »unters Messer« durfte, war ich dankbar. Diese dritte Liposculptur erlebte ich – mit nur geringer Betäubung – gefühlt hellwach, ohne Bewusstseinsaussetzer. In der Leistengegend und in Oberschenkelmitte wurden die Einstichstellen des ersten Eingriffs wieder geöffnet, dazu kamen Punkte an der Innenseite der Ober- und Unterschenkel und der Knie sowie in Knöchelhöhe.

Während der Chirurg saugte, beantwortete er meine Fragen, wir scherzten und redeten. Im Nachhinein habe ich den Eindruck, als hätte mein Mundwerk nicht einen Moment stillgestanden. Ich kann ohne Übertreibung sagen, dass diese OP für mich etwas von einem Kaffeekränzchen hatte. Als meine Kehle vom vielen Erzählen trocken wurde, bot man mir voller Zuvorkommen ein Schlückchen Wasser an.

Anders als während der ersten OP, als ich das Saugen beinahe wie eine innere Massage empfunden hatte, spürte ich ab und an ein leichtes Kratzen, vor allem in »fettärmeren« Bereichen, an den Knien und in Knöchelgegend. Auf meine Nachfrage spritzte der Anästhesist in solchen Momenten ein bisschen Betäubung nach, und das Kratzen verschwand.

Wieder war meine Mitarbeit gefragt: Auf Anweisung drehte und wendete ich meine Beine, hob oder spannte sie an, ließ wieder locker. Für mich war das eine willkommene Abwechslung, kein bisschen schmerzhaft oder lästig.

Auch nach dieser vielleicht letzten Operation brauchte ich keine Schmerzmittel. Draußen regnete es Bindfäden, und so verlegte ich meinen abendlichen »After-OP«-Spaziergang ins Innere des Krankenhauses, um die Bandagen nicht aufzuweichen.

Als ich mich abends ins Bett legte, war ich so gut wie schmerzfrei. Ich konnte sogar auf dem Bauch oder der Seite liegen, in meiner Lieblingsschlafhaltung. Trotzdem habe ich auch in dieser Nacht nur kurz die Augen zugemacht. War es das Adrenalin in der Tumeszenzlösung, das mich wach hielt, die Aufregung oder die Vorfreude? Wahrscheinlich alles zugleich.

Vor dem Fenster meines kleinen Zimmers im Hildegardis-Krankenhaus dämmerte es, der Mond ging auf, die Sterne hoben sich funkelnd vom Nachtblau des Himmels ab – und ich lag in meinem Bett und träumte im Wachzustand.

»Willkommen im Leben«, hatten andere Betroffene nach der ersten Operation auf meiner Facebook-Pinnwand gepostet, und ich war voller Dankbarkeit gewesen.

Jetzt stand ich tatsächlich am Eingangstor zu einem neuen Leben. Die letzte Operation war überstanden. Sicher würden die kleinen seelischen Verletzungen, die ich aus dem jahrelangen

Kampf mit den Symptomen und Folgen der Krankheit davongetragen hatte, nicht ganz so schnell verheilen wie die Einstichstellen der Mikrokanülen an meinen Beinen. Aber mit der Zeit würde ich mich in meinem neuen, beschwerde- und schmerzfreien Leben einrichten. Und nicht nur das: Ich würde viel mehr Energie haben, Kräfte, von denen ich nichts geahnt hatte.

In dieser Nacht im Hildegardis-Krankenhaus war ich zum ersten Mal seit langer Zeit wunschlos glücklich.

III.
Mein Leben danach

Leichtigkeit

Als ich am nächsten Tag zum ersten Mal die Treppe in unserem Kölner Altbau hinaufstieg, hatte ich ein ungewohntes, aber tolles Erlebnis. Ich ging wie auf Stelzen. Meine Beine fühlten sich dermaßen schlank und leicht an, dass ich mich wunderte, wie sie mich überhaupt tragen konnten.

In den kommenden Tagen fiel mir vor allem das Langsammachen schwer – erst recht mit meiner neu gewonnenen Leichtigkeit. Die Lipödem-Schmerzen waren Vergangenheit. Endlich passten mein Ober- und Unterkörper optisch zusammen.

Als ich nach einigen Tagen wieder arbeiten durfte, war ich wie beflügelt. Ich weiß noch, wie mich ein lieber Kollege auf den Fluren der MMC-Studios, dem Drehort von »Alles was zählt«, ansprach.

»Was ist passiert, Madlen?«, rief er erfreut. »Du siehst vollkommen verändert aus – du strahlst so!«

Auch die Reaktionen anderer Kolleginnen und Kollegen waren durchweg positiv. Meistens bezogen sie sich weniger auf mein Äußeres als auf meine Ausstrahlung. Ich war glücklich – und das sah man mir an.

Ungefähr acht Wochen nach Abschluss der letzten OP war ich vollkommen schmerz- und beschwerdefrei und konnte ganz auf Kompressionskleidung verzichten. Druckschmerzen, Schweregefühle, Berührungsempfindlichkeit waren Vergangenheit. Das Ziel der lymphologischen Liposculptur war erreicht. Das endgültige Abheilen dauerte ein Jahr.

Vieles, das mir früher lästig gewesen war, fiel mit einem Mal weg: Endlich konnte ich während der Arbeit darauf verzichten, figurformende Wäsche unter meinen Kostümen zu tragen. Auch mein »Rollen-Ich« Brigitte Schell profitierte von der Veränderung: Schmal geschnittene Stiefel und Bleistiftröcke, Jeans und kurze Oberteile ermöglichten ihr endlich den Auftritt, der ihrer koketten, lebenslustigen Art entsprach.

Eine andere schöne Nebenwirkung der Operationen war, dass sich mein Arbeitsbereich ausweitete. Mit einem Mal konnte ich Angebote annehmen, die ich früher, ohne eine Sekunde nachzudenken, ausgeschlagen hatte. Zusammen mit drei anderen Schauspielerinnen nahm ich beispielsweise an einem Shooting für »Marion Kracht for LANA« teil, eine vegane Modelinie für Frauen. Bei einem solchen Shooting werden der Einfachheit halber Einheitsgrößen verwendet. Vor den operativen Eingriffen hätte ich die tollen Klamotten mit meiner Figur schlicht nicht tragen können.

Bei der jährlichen Gala und Preisverleihung von Kinderlachen e.V., den ich seit Jahren als Botschafterin in der Öffentlichkeit vertrete, trug ich ein Traum von einem Kleid: knalliges Orangerot und armfrei. Während wir im Blitzlichtgewitter der Pressefotografen badeten, dachte ich nicht eine Sekunde an meine Problemzonen. Das war eine vollkommen neue Erfahrung.

Trotz der wochenlangen, OP-bedingten Trainingspause hatte sich meine Kondition nicht verschlechtert, im Gegenteil. Ich weitete meine morgendliche Joggingrunde aus und musste keinen einzigen Stopp mehr einlegen, um meine Waden zu dehnen. Ich lief und lief, lustvoll statt schleppend. Ein Fitnesszuwachs ganz ohne Training, mit fast vierzig Jahren.

Es war, als wäre ich in der Mitte meines Lebens wie Obelix in einen Bottich mit Zaubertrank geplumpst. Ich fühlte mich stark und schnell wie nie.

Jetzt ist März, und ein Hauch Frühling liegt in der Luft. Dieses Jahr erwarte ich die ersten warmen Tage voller Ungeduld. Endlich werde ich aufhören können, Radlerhosen unter leichten Kleidern zu tragen, um zu verhindern, dass sich das geschwollene Fleisch beim Gehen aufreibt und sich entzündet. Endlich werden fließende Sommerhosen auch meine Beine locker umspielen.

Ich werde enge Jeans mit stinknormalen T-Shirts, Pullis und Jacken kombinieren. Vielleicht probiere ich auch mal den einen oder anderen kürzeren Rock an.

Wer weiß, vielleicht werde ich künftig wärmere Gefilde als Urlaubsorte bevorzugen. Vielleicht fliegen wir einmal auf eine tropische Insel, ins feucht-warme Klima. Ich bin gespannt, wie sich meine Beine dann verhalten.

Immer öfter gerate ich ins Träumen, male mir aus, was ich künftig erleben darf. Meistens beziehen sich meine Fantasien auf den Bereich des eigentlich ganz Gewöhnlichen, Alltäglichen. Für mich ist dieses positive Denken ein Teil des seelischen Heilungsprozesses, der langsamer vonstattengeht als die körperliche Genesung.

Mit einem Mal wird so vieles möglich.

Ein Wort zum Schluss

Die letzte Operation liegt bald sechs Monate zurück, und es steht die erste Nachuntersuchung in der CG Lympha an.

Ich trage keine Kompression mehr, die konservative Nachbehandlung mittels Lymphdrainagen ist abgeschlossen.

Mir geht es so gut wie nie zuvor. Ich stehe nicht jeden Tag vorm Spiegel – das habe ich nie getan, und jetzt werde ich es mir nicht angewöhnen, aber wenn ich mich unter der Dusche einseife, fällt mir auf, dass sich meine Beine noch immer verändern. Es fühlt sich an, als würde sich die Haut »zurechtziehen« und zurückbilden, das Fleisch wirkt von Tag zu Tag straffer, fester.

Ich bin vollkommen schmerz- und beschwerdefrei. Nach langem Stehen oder Sitzen leide ich nicht mehr unter schweren, geschwollenen Beinen. Die Druck- und Berührungsempfindlichkeit meiner Oberarme und Oberschenkel sind Vergangenheit. Durch das Wegfallen regelmäßiger Termine beim Physiotherapeuten habe ich viel mehr Zeit, geschenkte Stunden, die ich für all das nutze, was mir Freude macht.

Mit voller Kraft widme ich mich meiner Arbeit, ich treibe weiterhin viel Sport und plane unseren nächsten Urlaub: Im Spätsommer fliegen Christian und ich nach Kalifornien.

Manchmal befällt mich noch Unruhe, ein böser Traum weckt meine Angst, es könnte noch nicht vorbei sein. Noch bin ich nicht ganz so entspannt und befreit, wie ich es mir wünsche, aber ich weiß, dass Vertrauen Zeit braucht.

Am schönsten wird die Freiheit im Denken sein: Der Moment, in dem ich mich innerlich ganz von einer Krankheit verabschiedet habe, die für mich ein Stigma war. Der Moment, in dem ich gelernt haben werde, mir und meinem Körper zu vertrauen, und mich endlich sicher fühle.

Ich möchte nicht zu den Frauen gehören, die sich noch Jahre nach einer gelungenen Operation als »krank« bezeichnen, aber ich kann sie verstehen. Wer jahrelang sozusagen mit einem Feind unter einem Dach gelebt hat, wird ihn bei aller Freude, ihn endlich los zu sein, auf eine schwer zu fassende Art vermissen. Er wird weiter auf der Hut sein, jedes Geräusch im Hausflur, jedes Klopfen an der Wand wird ihn in Unruhe versetzen. Das ist kein Grund, zu verzweifeln oder ungeduldig zu werden. Jede Veränderung braucht Zeit, erst recht eine seelische.

Von meinen Operateuren weiß ich, dass der Heilungsprozess rund ein Jahr andauert. Bis dahin »arbeitet« das Gewebe, es regeneriert sich und baut sich um. Erst nach Ablauf von zwölf Monaten wird bei einer zweiten Nachsorgeuntersuchung kontrolliert, ob es mit den drei Operationen gelungen ist, das kranke Gewebe vollständig zu entfernen. Falls nicht, werde ich eine letzte, weniger umfangreiche Operation in Betracht ziehen, ein gezieltes chirurgisches Nachbessern. Bislang sieht es gut aus.

Prof. Cornely und Dr. Gensior haben mir versichert, dass Lipödem nicht nachwächst. Die Entfernung des erkrankten Fettgewebes ist dauerhaft.

»Was fott es, es fott«, wie der Kölner sagt. Nur verbliebene Lipödem-Zellen können in den Folgejahren eine langsame Zunahme des Fettgewebes bewirken.

Wenn dieses Buch erscheint, ist der Frühling da. Vielleicht werde ich dann in meiner Heimat, dem mecklenburgischen Seenparadies, surfen lernen. Davon habe ich immer schon geträumt.

Ich bin Schauspielerin, keine Autorin. Es war nie mein Wunsch, ein Buch zu schreiben – bis zu meinem vierzigsten Lebensjahr streifte mich nicht einmal der Gedanke, ich könnte es tun.

Als mein Agent Malte mich darauf ansprach, sah ich ihn erstaunt an.

»Du bist keine Autorin«, gab er zu. »Aber du hast ein Thema. Deine Geschichte könnte vielen Frauen Mut machen, meinst du nicht?«

Natürlich hatte er recht. Ein Buch zu schreiben war eine unschätzbare Gelegenheit, die konsequente Fortführung eines Projekts, das ich vor fast einem Jahr unter Tränen in Angriff genommen hatte, mit nackten, kranken Beinen im Blitzlicht der Kameras.

Meine Geschichte aufzuschreiben war nicht ganz leicht. Wer möchte schon aller Welt in epischer Breite von seinem Leben mit »Elefantenbeinen« berichten, von der Angst, den Schmerzen und Demütigungen, die damit verbunden sind. Als ich davon erzählte, erlebte ich alles ein zweites Mal.

Zu dem inneren Aufruhr kam die Sorge, was aus meinen Erlebnissen in den Händen fremder Menschen würde. Wenn du durch deine Arbeit in der Öffentlichkeit stehst, bist du gewissermaßen vogelfrei. Was auch immer du sagst oder tust, kann für oder gegen dich verwendet werden.

Das Projekt »Ich schreibe ein Buch« war also nicht frei von Sorge – wie alles, was man mit Herzblut tut. In erster Linie war es aber eine Chance, für die ich dankbar bin. Ein kleiner Akt der Befreiung, der dem jahrzehntelangen Versteckspiel, zu dem mich meine unerkannte Krankheit zwang, entgegensteht. Offen sein zu dürfen hat gutgetan.

Auf Facebook und auf den Infoveranstaltungen der CG Lympha, die ich besuche, sooft ich kann, wurde ich oft um Rat gefragt.

»Welche Operationsmethode ist die beste?«

»Madlen, kannst du mir einen Arzt empfehlen?«

»Was meinst du, ist in meinem Fall die konservative Behandlungsmethode ausreichend?«

Das Vertrauen, das mir andere Betroffene entgegenbrachten, rührte mich – und es bereitete mir Kopfzerbrechen. Wie sollte ich ihnen antworten, ohne sie zu enttäuschen? Ich hatte mit den Jahren gelernt, dass es kein Richtig oder Falsch gab, keine allgemeingültige Antwort auf so individuelle Fragen. Meine Erfahrungen mit der Erkrankung waren beispielhaft und zugleich einzigartig; wie die jeder anderen Betroffenen auch.

Ich war weder Ärztin noch Therapeutin, ich konnte nicht raten, keine eindeutige Empfehlung aussprechen. Alles, was ich anderen Frauen zu bieten hatte, war meine eigene Geschichte.

Ich wollte ihnen die Hand reichen und sagen: Du bist nicht allein, ich verstehe dich und ich weiß, was du durchmachst.

Vielleicht macht es Betroffenen Mut zu hören, wie ich nach vielen Jahren schließlich einen Weg aus seelischen und körperlichen Schmerzen gefunden habe. Vielleicht hilft dieses Buch Menschen, besser mit der Menge von Meinungen, verschiedenen Ansätzen und Behandlungsmethoden umzugehen, die heute im Netz kursieren.

Bald wird ein Buch wie dieses hoffentlich nicht mehr nötig sein. Im letzten Jahrzehnt hat die medizinische Forschung wesentliche Fortschritte in der Diagnostik und in der Behandlung von Lipödem erzielt.

Ich wünsche mir, dass die neuen Erkenntnisse auch in den Praxen der niedergelassenen Ärzte ankommen. Ich wünsche mir mehr Aufklärung und Offenheit gegenüber dem Krankheitsbild. Fehldiagnosen werden hoffentlich seltener.

Betroffene klagen vor dem Sozialgericht auf die Rückerstattung der bei der Liposculptur entstandenen Kosten. Verschiedene Initiativen setzen sich für Aufklärung ein. Sie versuchen, ein Umdenken im Bundesausschuss der Ärzte und Krankenkassen und längerfristig eine Änderung im Leistungskatalog der Kassen zu bewirken. In absehbarer Zeit werden klinische Studien die Messbarkeit der Erfolge operativer Behandlungsmethoden belegen können.

Ich selbst habe den Kampf mit meiner Krankenkasse verloren. Nach zwei erfolglosen Anträgen und Widerspruchsverfahren habe ich mich mit der Ablehnung abgefunden. Verstanden habe ich sie nicht.

Trotzdem hoffe ich, dass die Wahl der operativen Behandlungsmethode bald auch Patientinnen offensteht, die das Geld nicht zur Verfügung haben. Wer die Kosten lebenslanger Lymphdrainage und Kompression und die Kosten der Liposculptur miteinander vergleicht, sieht, dass die Rechnung der Kassen nicht aufgeht. Eine Liposculptur ist in vielen Fällen nicht nur ratsam, sie ist auch kostensparend.

Ich wünsche mir auch, dass die seelischen Belastungen, die mit der Krankheit einhergehen, mehr Beachtung finden. Vielleicht wäre sogar die Einrichtung einer psychologischen Beratungsstelle denkbar? Aber das ist Zukunftsmusik, ein Gedankenspiel. Was ich sagen wollte, ist gesagt.

Meine Geschichte zu erzählen half mir, schrittweise mit einem Thema abzuschließen, das mich viel zu lange beschäftigt hat.

Hier endet sie.

Jetzt kommt das Leben.

Danke!

Wenn ich schon die Möglichkeit bekomme, ein Buch zu veröffentlichen – und damit hätte ich wirklich nie gerechnet –, möchte ich die Gelegenheit beim Schopfe packen und einigen lieben Menschen *Danke* sagen.

Wo fange ich an und wo höre ich auf ...

Und – ooohjeee – ich möchte niemanden vergessen. Ich versuche mich kurz zu fassen ...

Zunächst möchte ich meinem Lebensgefährten Christian für seine permanente Unterstützung und Liebe danken und dafür, dass ihm Äußerlichkeiten so unwichtig sind. Das ist ein unheimlich entspannendes Gefühl in der heutigen medienbestimmten Zeit. Ich liebe dich!

Ein weiterer Dank geht an meine Eltern, insbesondere an meine liebe Mutti für *alles*, was sie ein Leben lang für mich getan hat. Mit dem Aufzählen fange ich hier lieber gar nicht erst an ... Darüber könnte ich noch ein Buch schreiben ... Du bist die beste Freundin, die man sich vorstellen kann!

Natürlich möchte ich auch Malte Hentschel und Philipp Welbers, meinem Management (excentric ARTIST MANAGEMENT), danken für die gesamte geleistete Arbeit in Bezug auf dieses Buch, aber auch weit darüber hinaus. Danke für die so tolle und harmonische Zusammenarbeit.

Ich möchte meiner Produktion »Alles was zählt« danken, dass ich nie, aber auch wirklich *nie* Druck wegen meiner Figur, meiner Beine oder der Gewichtsschwankungen bekommen habe. Darüber wurde nicht ein Wörtchen verloren und das weiß ich sehr zu schätzen. Ganz eng damit verknüpft ist unsere Kostümabteilung, die immer dafür gesorgt hat, dass ich mich wohlfühlte und gut aussah, egal, in welcher Phase mein Körper gerade steckte.

Ich möchte auch Corinna Hansen-Krewer (www.soul-feelings. de) danken, dass sie mich auf die Krankheit aufmerksam gemacht hat und mich darauf hingewiesen hat, dass ich auch daran leiden könnte. Ohne sie hätte ich bis heute vielleicht noch nichts von Lipödem gewusst und mir hätte dementsprechend nicht geholfen werden können.

Danke auch an die CG Lympha in Köln (www.cg-lympha.de). Es war ein absoluter Glücksfall, dass ich in eure kompetenten Hände geraten bin.

Vielen lieben Dank auch an die BILD, insbesondere Stephanie Kayser, die sehr gefühlvoll und einfühlsam mit der Thematik umgegangen ist und mir geholfen hat, die Krankheit in der Öffentlichkeit bekannter zu machen, und den Stein ins Rollen gebracht hat.

Ich möchte auch dem mvg Verlag danken, dafür dass ich die Möglichkeit bekommen habe, meine Geschichte zu erzählen, und so anderen vielleicht ein wenig helfen bzw. Mut machen kann.

Und last, but not least: ein großer Dank an Alice Huth, meine Ghostwriterin, für die schöne, intensive und vertrauensvolle Zusammenarbeit. Es hat Spaß gemacht mit dir und sich überhaupt nicht nach Arbeit angefühlt.

Ich befürchte, dass ich trotzdem noch liebe Menschen vergessen habe, die mir auf meinem Weg geholfen haben und sehr

wichtig für mich waren bzw. sind. All den Freunden und Bekannten möchte ich auch *Danke* sagen. Ihr wisst schon, wofür.

Test nach Prof. Cornely

Sie haben den Verdacht, an Lipödem zu leiden?

Informieren Sie sich über die Krankheit, bevor Sie einen Arzt aufsuchen. Machen Sie gegebenenfalls einen vorläufigen Selbsttest:

- Sind Ihre Beine (beziehungsweise Arme und Beine) symmetrisch verändert, also gleichmäßig von einer Vermehrung des Fettgewebes betroffen?

- Sitzen Fettpolster an den Armen und Beinen, von Oberschenkel bis zum Knöchel, die Diäten und Sportprogramme widerstehen?

- Neigen Sie zur Bildung von Blutergüssen im Bereich der Extremitäten, ohne dass Sie sich verletzt hätten?

- Leiden Sie unter druckempfindlichen, schmerzenden und schweren Beinen und/oder Armen?

- Schmerzt es, wenn Sie nur leichten Druck auf die Beine oder Arme ausüben? (Zum Vergleich üben Sie genauso wenig Druck auf den Bauch aus.)

Schon wenn Sie nur eine dieser Fragen mit Ja beantwortet haben, ist es ratsam, einen Facharzt aufzusuchen. Sportler und wenig schmerzempfindliche Menschen neigen wie ich oft dazu, vorhandene Beschwerden nicht wahrzunehmen oder auszublenden. Empfindungen, mit denen man sozusagen aufgewachsen ist, werden Teil der eigenen Körperwahrnehmung. Bevor Prof. Cornely mir mithilfe des Drucktestes gezeigt hatte, dass meine Beine und Arme sehr viel empfindlicher reagierten als andere Körperpartien, war es mir gar nicht aufgefallen.

Sollte sich Ihr Verdacht erhärtet haben, wenden Sie sich an einen Experten und sprechen Sie ihn gezielt auf Lipödem an.

Alles Gute!

Über die Autorin

Ihre roten Locken sind ihr Markenzeichen, ebenso wie ihre Vielseitigkeit – und die stellte Madlen Kaniuth schon oft unter Beweis. Ob forsch und frech in Comedyserien oder als laszives mörderisches Biest im Krimi, die gebürtige Warenerin lebt und liebt die Schauspielerei. Und dass sie in den unterschiedlichsten Rollen auf den Bühnen dieser Welt stehen möchte, das wusste sie schon als Kind. So wundert es nicht, dass Madlen Kaniuth nach erfolgreichem Abitur 1993 während eines einjährigen USA-Aufenthaltes Tanz- und Gesangsunterricht nahm und sich ihrem Traum Stück für Stück näherte. Konsequenterweise absolvierte die Pferdenärrin in den folgenden Jahren 1995 bis 1998 in Berlin eine professionelle Schauspiel- sowie Gesangs- und Tanzausbildung.

Erste Engagements, in denen sie ihre schauspielerischen und gesanglichen Qualitäten unter Beweis stellen konnte, ließen nicht lange auf sich warten: *West Side Story* (Oper Bonn), *Anything goes* und *On the town* (Staatstheater Oldenburg), *Cats* (Capitoltheater Düsseldorf) sowie diverse Hauptrollen in Musicals und Musical-Galas in Deutschland und Europa sind nur einige. Bis heute ist Kaniuth dem Gesang treu geblieben und ist als Frontfrau der Coverbands „80Special" und „Nightliners" in ganz Deutschland unterwegs. Sie spielt auch leidenschaftlich gerne Theater. Ob klassisch, Boulevardtheater oder, wie zuletzt, in zwei Stücken am Volkstheater Millowitsch in Köln – Madlen fühlt sich auf der Bühne zu Hause. Ebenso liebt sie es aber vor der Kamera zu stehen, denn bekannt wurde die 40-Jährige vor allem durch ihre durchgängige Rolle der quirligen Sekretärin „Brigitte Schnell" in der RTL-Soap *Alles was zählt*. Des Weiteren wirkte sie auch in einer Vielzahl anderer TV-Produktionen mit wie *Pastewka*, *Die Anrheiner*, *Die Sitte*, *Unter uns*, *Die Camper* und

Notruf Hafenkante, Hotel 13, Tatort, Wilsberg und spielt immer wieder Hauptrollen in Werbespots oder Kurzfilmen, von denen einige preisgekrönt wurden. Ihr internationales Kinodebüt feierte sie mit einer Nebenrolle in dem italienischen Film *Le Anime Veloci*. Der Kinofilm *Happy End*, in dem Madlen mitwirkte, spielt zur Zeit auf vielen internationalen Festivals und bekommt besonders aus den USA sehr gute Kritiken.

Seit 2001 lebt Madlen – übrigens ein echter Fußballfan – in Köln und seitdem gehört ihr Herz der Stadt und natürlich erst recht dem 1. FC Köln. Karikative Arbeit ist für Madlen eine Herzensangelegenheit. Sie ist sehr stolz, Botschafterin von Kinderlachen e.V. , der DKMS und vom Lipödem Hilfe Deutschland e.V. zu sein.